协和麻醉大讲堂系列丛书

麻醉术前管理与预康复

总主编 黄宇光 罗爱伦

主 编 黄宇光 刘子嘉

编 者（以姓氏笔画为序）

马璐璐 刘子嘉 李敏娜 汪 一

张 娇 张羽冠 张良燕 陈唯韫

赵梦芸 袁 青 袁堂谧 徐宵寒

黄宇光 虞雪融 裴丽坚 谭 刚

U03376253

人民卫生出版社

·北京·

图书在版编目（CIP）数据

麻醉术前管理与预康复 / 黄宇光，刘子嘉主编. —
北京：人民卫生出版社，2024.2
　ISBN 978-7-117-35350-2

　Ⅰ. ①麻… 　Ⅱ. ①黄… ②刘… 　Ⅲ. ①麻醉学 　Ⅳ.
①R614

中国国家版本馆 CIP 数据核字（2023）第 184509 号

人卫智网	www.ipmph.com	医学教育、学术、考试、健康，
		购书智慧智能综合服务平台
人卫官网	www.pmph.com	人卫官方资讯发布平台

麻醉术前管理与预康复
Mazui Shuqian Guanli yu Yukangfu

主　　编：黄宇光　刘子嘉
出版发行：人民卫生出版社（中继线 010-59780011）
地　　址：北京市朝阳区潘家园南里 19 号
邮　　编：100021
E - mail：pmph @ pmph.com
购书热线：010-59787592　010-59787584　010-65264830
印　　刷：北京瑞禾彩色印刷有限公司
经　　销：新华书店
开　　本：850×1168　1/32　印张：9
字　　数：181 千字
版　　次：2024 年 2 月第 1 版
印　　次：2024 年 3 月第 1 次印刷
标准书号：ISBN 978-7-117-35350-2
定　　价：59.00 元

打击盗版举报电话：010-59787491　E-mail：WQ @ pmph.com
质量问题联系电话：010-59787234　E-mail：zhiliang @ pmph.com
数字融合服务电话：4001118166　E-mail：zengzhi @ pmph.com

序

随着临床医学和麻醉学的快速发展，手术麻醉患者的安全性大大提高，患者的安全已经不再是一个"奢望"，与此同时，如何让患者术后尽快康复则成为人们关注的焦点。针对影响患者预后的多种因素，丹麦外科医师 H. Kehlet 教授提出了围手术期管理新理念，即加速康复外科（enhanced recovery after surgery，ERAS）。ERAS 的干预涵盖临床诸多环节，包括术前评估与优化、预康复指导、麻醉方法选择、围手术期液体治疗和围手术期优化镇痛等诸多方面。如何在保证患者安全的前提下使患者得到更好地管理，是需要不断探讨和完善的问题。人们在临床实践中已经达成共识：单一学科无法真正改善患者预后，各个学科开始主动向其他学科寻求合作，共同为患者预后和转归而强化团队协作。

北京协和医院麻醉专业成立于 1951 年，是中国麻醉早期发源地之一，北京协和医院麻醉科在几代人的不懈努力下，如今成为医、教、研的国家级重点学科。从 2014 年起，我们积极推广 ERAS 理念，并广泛与外科兄弟科室多学科合作，拓展 ERAS 临床实践，取得了显著的成绩和宝贵的临床经验。因此，我们继续推出了深受广大麻醉科医师喜爱的《协和麻醉大讲堂系列丛书》。

立足临床，面向基层。希望通过编写《麻醉术前管理与预康复》，向全国的麻醉同道们，特别是基层麻醉科医师，介绍和阐述 ERAS 的内容、优势以及在 ERAS 实施落地过程中的临床经验，促进 ERAS 理念在临床进一步推广和普及，使更多的患者受益。本书深入浅出，注重实用，从基础和理论着眼，循序渐进，融入临床佳境。编写工作主要由我科 ERAS 亚专业组的年轻骨干完成，他们有着扎实的学习背景和丰富的 ERAS 临床实战经验。丛书将他们最新的文献阅读心得与临床实践体会融汇其中，希望能够让广大读者开卷受益。

感谢共同主编北京协和医院刘子嘉医师组织编写了《麻醉术前管理与预康复》一书，为我国麻醉学科在这一热点领域填补了空白。感谢北京协和医院麻醉科前辈们的厚爱和同仁们的大力支持。希望借此书之举为麻醉学专业的进步尽微薄之力，谨为序。

黄宇光

2023 年 6 月于北京

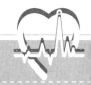

前　言

　　手术麻醉是医疗目的干预手段,如何让患者安全快速地渡过手术麻醉难关,尽快康复,一直是临床关注的问题。近 10 余年,丹麦外科医师 H. Kehlet 教授提出 ERAS 的围手术期管理新理念,正逐步在国际上得到认可和开展。我们在临床工作中,将患者预后作为重要考核指标的同时,关注临床细节的优化,将新理念和新技术运用到日常各个环节中,优化临床流程,干预措施贯穿于术前、术中和术后的全过程。目前,对 ERAS 的理解和干预主要停留在术中麻醉管理和术后康复阶段,一定程度上忽视了麻醉科医师在 ERAS 术前准备和优化中的重要作用。相关资料缺乏和教育不足是麻醉术前优化得不到重视的重要原因之一。

　　患者术前的全身状况无疑会对手术麻醉甚至术后康复产生显著的影响,如何在术前有限的时间内提升患者对手术麻醉的耐受能力已经成为现代外科尤其是麻醉学科研究的热点问题之一。术前预康复(preoperative prehabilitation)是一个新兴的概念,重点探讨如何在术前阶段对患者进行预康复管理、优化患者的运动功能能力以减少并发症并加速预后,正成为 ERAS 研究的热点问题之一。

　　编写团队查阅了近期可以收集到的最新文献，并在临床摸索实践，获得了我们自己的经验体会。相信出版这样一本详尽、实用的 ERAS 麻醉术前管理与预康复策略的专著，将为广大麻醉科医师和相关学科的同仁们开拓思路，有助于大家在临床工作中，关注细节，关注品质，关注人文，更好地促进患者的预后。

　　可以预见，麻醉学科在努力改善临床品质和患者预后的同时，必将不断提升麻醉学科在多学科现代医疗中的价值，成为现代医学尤其是外科学进步必不可少的平台和保障。

　　或许，麻醉学科的发展就是一个旅程，尚未看到终点，唯有不懈努力，探索创新。谨此，让我们共勉。

黄宇光　刘子嘉
2023 年 6 月于北京

目　　录

加速康复外科（enhanced recovery after surgery，ERAS）又称手术快通道（fast track surgery，FTS）或加强康复路径（enhanced recovery pathways，ERP），是 2001 年由丹麦的外科医师 H. Kehlet 教授提出的围手术期管理新理念。该理念倡导在术前、术中及术后采用一系列有循证医学证据的围手术期优化措施，临床多学科合作，最大限度地减少患者围手术期应激反应，促进器官功能早期恢复，使患者机体尽快恢复到术前状态，从而降低术后并发症发生率和死亡率，缩短术后住院时间和减少住院费用。

北欧 5 个国家或地区（苏格兰、荷兰、瑞典、挪威和丹麦）于 2001 年成立"加速康复外科（ERAS）"合作组织，并持续推出及更新各手术类型的 ERAS 管理指南。中华医学会外科学分会与中华医学会麻醉学分会致力于中国 ERAS 管理的推进与发展，2018 年联合发布了《加速康复外科中国专家共识及路径管理指南（2018 版）》，并于 2021 年综合国内外 ERAS 发展的新特点和新趋势，更新出版了《中国加速康复外科临床实践指南（2021 版）》。这些组织及指南均旨在对 ERAS 围手术期管理的理念及方法进行临床指导及教学推广。

一、加速康复外科促进术后康复的临床意义

ERAS 合作组织于 2007 年联合国际外科代谢和营养协会,以及欧洲临床营养和代谢学会发布了结肠切除术的 ERAS 指南,并于 2018 年更新,该指南涵盖了入院前、术前、术中、术后 25 个方面的围手术期管理细则(图 1-1)。ERAS 理念在结直肠外科领域的普遍应用和深入研究,使其得到系统完善和发展,其促进术后康复的优势被大量随机对照临床试验和 meta 分析所肯定。在结肠手术中应用 ERAS 管理,可减少患者的不适体验,减少手术应激,维持围手术期患者正常的生理功能,加快术后活动,进而降低并发症和死亡率、减低再入院率、减少住院费用、缩短住院时间、提高患者满意度。有研究报道,患者对于 ERAS 管理的依从性越高,获益越大。同时各个优化措施间的相互叠加作用,将为患者带来更大的获益(图 1-2)。

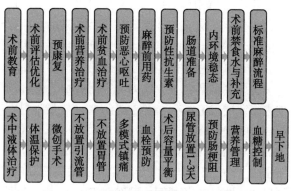

图 1-1　结直肠手术 ERAS 管理的内容

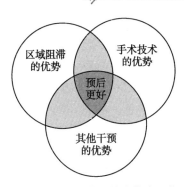

图 1-2 ERAS 优化措施整合带来更优预后

ERAS 在普通外科的其他许多疾病中也得到了成功应用,包括胃切除术、胰十二指肠切除术等。另外,在多个外科领域,国际权威组织也进行 ERAS 推进与指南制定,包括泌尿外科、胸外科、骨科和妇科等。近 10 余年来,国内麻醉学专业和外科多个专业不断实践并推广 ERAS 围手术期管理。ERAS 理念在国内外均成为外科学与围手术期管理新的准则与共识。

二、麻醉贯穿加速康复外科围手术期管理

临床麻醉涵盖了 ERAS 围手术期整个过程,麻醉学科需要逐步向围手术期医学转型。

(一)ERAS 术前麻醉评估与准备

ERAS 倡导术前早期介入,麻醉科医师在术前麻醉科门诊对患者进行健康及风险评估,决定术前必须所行检查的同时,减少不必要的干预。常规术前检查,相比于选择性的术前检查,不能使患者受益,并可造成医疗资源的浪费和医疗费用增加。麻醉科医师快速回顾并优化术前用药,给出相应的调整方案或专科就诊建议。

术前关于手术方式和麻醉过程的细致教育可以减轻患者的恐惧心理,减低焦虑情绪加快术后恢复。

传统医学标准的禁食水方案要求患者手术前一天夜间开始禁食。然而,循证医学证据提示,术前夜间开始禁食与术前 2h 之前还可以饮水的患者相比,胃容量并不减低,胃液 pH 值也没有明显差异。目前国内外推荐的临床指南是术前 2h 禁水,6h 禁固体食物。通过术前 2～3h 给予含有碳水化合物的液体,可以减少应激反应,使患者得以在非饥饿状态下度过手术麻醉,减少术后恶心呕吐的发生,从而加快术后恢复,缩短住院时间。术前麻醉前用药建议患者术前 12h 内应避免使用长效镇静类药物,因为会妨碍患者早期术后进食和活动,并可能增加老年患者围手术期谵妄风险。

(二)ERAS 术中麻醉管理

麻醉方式的选择是 ERAS 管理的重要组成部分,其核心是减少患者的应激反应。比较于全身麻醉,神经阻滞和椎管内麻醉具有镇痛良好、减少全身麻醉药用量、减少疼痛慢性化、对胃肠道影响小、保护免疫功能等优点,其优势已被大量随机对照试验证实,成为许多 ERAS 指南中所推荐的麻醉方式。但随着腹腔镜等微创手术大量开展,患者的创伤和炎症反应得以减轻,同时术后疼痛缓解,在此类患者采用椎管内麻醉是否仍具有优势有待于大规模随机对照研究加以证实。

目前 ERAS 倡导联合麻醉,即全身麻醉复合局部麻醉或区域麻醉,包括单次腰麻、腹横筋膜阻滞、局部切口麻醉药物浸润等多种形式。同时综合考虑患者的个体情况及具体手术方式。联合麻醉可以减少全身麻醉药物的用量，减轻手术应激反应，更有利于呼吸循环功能稳定，保护免疫功能，促进肠功能恢复，对患者的早期康复起到积极作用。习惯上应用短效诱导药物（如丙泊酚）和中短效阿片类药物（如芬太尼、瑞芬太尼）结合。肌松药可通过神经肌肉监测来调整用量。麻醉维持可以应用短效吸入麻醉药物（如七氟醚），或通过静脉靶控输注使用丙泊酚全静脉麻醉。

ERAS 强调目标导向液体治疗方案，液体管理应该以生理指标为终点，患者术中的输液量和输注种类，应当在血流动力学监测下以最佳心排血量为原则。在保证容量的情况下酌情采用升压药以维持平均动脉压，保证腹腔脏器的血供。

术中体温维持也是 ERAS 麻醉管理中的重点之一。术中体温低于 36℃ 会增加切口感染、心脏事件及出血发生率。术后寒战也会再增加机体氧耗。强调在术前等候区对患者进行预保暖，可有效抑制麻醉诱导前核心部位热量到外周的再分布。术中维持手术室内温度、应用加热装置、预热输液等都有助于维持体温。同时为预防手术感染，应注意预防术中高体温发生，尤其对于手术时间较长、覆盖较多、小儿或者合并全身感染患者。

（三）ERAS 术后镇痛

ERAS 方案强调优化的术后镇痛，其目标应是：缓解疼痛，促早下地活动，促胃肠功能恢复及进食，无并发症。硬膜外镇痛曾是开腹手术公认的最佳镇痛策略。但目前可能正在受到挑战。有研究表明，与其他方式相比，硬膜外镇痛并不缩短开腹手术后住院天数，且术后并发症方面无差异。对于腹腔镜手术，较开腹术后疼痛时间短，且经口进食时间早。目前，越来越多的证据表明 ERAS 中硬膜外镇痛并不作为腹腔镜手术后的推荐镇痛。因为其并不能使患者受益更多，如减少并发症或减少住院时间，反而可能存在血压降低等风险。

ERAS 提倡根据患者的全身情况及手术创伤，实现个体化的术后多模式镇痛。组合的内容包括非甾体抗炎药（non-steroidal anti-inflammatory drugs，NSAIDs）、对乙酰氨基酚、N- 甲基 -D 天门冬氨酸受体拮抗剂、α_2 肾上腺素能受体激动剂、糖皮质激素、硬膜外镇痛、静脉患者自控镇痛泵、静脉利多卡因、持续伤口浸润渗透、鞘内注射、神经阻滞等方法。通过多模式镇痛以减少阿片药物用量，提高镇痛效果，促进患者生理和心理的尽快恢复。

三、麻醉是加速康复外科不可或缺的角色

目前 ERAS 理念正成为国际医疗领域的共识和风向标。ERAS 理念未来可能延展至各个临床科室，多学科综合诊疗（multi-displinary team，MDT）是实施 ERAS 的必备条件。麻醉学科可以与外科一同联手，规范化、系统化地进行 ERAS，树立并关注患者预后的全局观念，在 ERAS 几个重要的环节如麻醉方法选择、围手术期液体治疗和围手术期优化镇痛等诸多方面发挥重要的作

用。没有麻醉学科的积极参与，ERAS 难以实现。麻醉学科将不断努力前行，在改善以 ERAS 为导向的临床麻醉品质的同时，提升麻醉学科在多学科现代医疗中的应有地位。

总之，ERAS 实施的精髓在于减少手术患者在围手术期由于伤害性刺激造成的应激反应，我们应当从 ERAS 角度出发，重新审视围手术期管理理念及患者个体化方案的选择。ERAS 最大的受益者是患者，多学科共同关注患者预后，调整临床细节，提升临床整体水平，这对麻醉学科而言：是挑战更是机遇。

（刘子嘉　黄宇光）

参 考 文 献

[1] KEHLET H，WILMORE D W. Multimodal strategies to improve surgical outcome[J]. Am J Surg，2002，183 (6)：630-641.

[2] FELDMAN L S，LEE L，FIORE J JR. What outcomes are important in the assessment of Enhanced Recovery After Surgery(ERAS)pathways?[J]. Can J Anaesth，2015，62(2)：120-130.

[3] 中华医学会外科学分会，中华医学会麻醉学分会. 加速康复外科中国专家共识及路径管理指南（2018 版）[J]. 中华麻醉学杂志，2018，38(1)：8-13.

[4] 中华医学会外科学分会，中华医学会麻醉学分会. 中国加速康复外科临床实践指南（2021 版）（一）[J]. 协和医学杂志，2021，12(5)：624-632.

[5] MILLER T E，THCCHER J K，WHITE W D，et al. Reduced length of hospital stay in colorectal surgery after implementation of an enhanced recovery protocol

[J]. Anesth Analg, 2014, 118(5): 1052-1061.

[6]　GUSTAFSSON U O, SCOTT M J, HUBNER M, et al. Guidelines for Perioperative Care in Elective Colorectal Surgery: Enhanced Recovery After Surgery(ERAS®) Society Recommendations: 2018[J]. World J Surg, 2019, 43(3): 659-669.

[7]　KEHLET H. Enhanced Recovery After Surgery (ERAS): good for now, but what about the future?[J]. Can J Anesth, 2015, 62(2): 99-104.

[8]　MILLER T E, THACKER J K, WHITE W D, et al. Reduced length of hospital stay in colorectal surgery after implementation of an enhanced recovery protocol[J]. Anesth Analg, 2014, 118(5): 1052-1061.

[9]　CARLI F, CLEMENTE A. Regional anesthesia and enhanced recovery after surgery[J]. Minerva Anestesiol, 2014, 80(11): 1228-1233.

[10] MORTENSEN K, NILSSON M, SLIM K, et al. Consensus guidelines for enhanced recovery after gastrectomy: Enhanced Recovery After Surgery (ERAS®) Society recommendations[J]. Br J Surg, 2014, 101(10): 1209-1229.

[11] LASSEN K, COOLSEN M M, SLIM K, et al. Enhanced Recovery After Surgery(ERAS) Society, for Perioperative Care; European Society for Clinical Nutrition and Metabolism(ESPEN); International Association for Surgical Metabolism and Nutrition(IASMEN). Guidelines for perioperative care for pancreaticoduodenectomy: Enhanced Recovery After Surgery(ERAS®) Society recommendations[J]. World J Surg, 2013, 37:

240-258.

[12] CERANTOLA Y, VALERIO M, PERSSON B, et al. Guidelines for perioperative care after radical cystectomy for bladder cancer: enhanced Recovery After Surgery (ERAS®) society recommendations [J]. Clin Nutr, 2013, 32: 879-887.

[13] DEXTER F, WACHTEL R E. Strategies for net cost reductions with the expanded role and expertise of anesthesiologists in the perioperative surgical home [J]. Anesth Analg. 2014, 118 (5): 1062-1071.

[14] SRINIVASA S, LEMANU D P, SINGH P P, et al. Systematic review and meta-analysis of oesophageal Dopplerguided fluid management in colorectal surgery [J]. Br J Surg, 2013, 100: 1701-1708.

[15] HÜBNER M, BLANC C, ROULIN D, et al. Randomized clinical trial on epidural vs patient-controlled analgesia for laparoscopic colorectal surgery within an Enhanced Recovery Pathway [J]. Ann Surg, 2015, 261 (4): 648-653.

[16] HAGAN K B, BHAVSAR S, RAZA S M, et al. Enhanced recovery after surgery for oncological craniotomies [J]. J Clin Neurosci, 2016, 24: 10-16.

[17] WAINWRIGHT T W, GILL M, MCDONALD D A, et al. Consensus statement for perioperative care in total hip replacement and total knee replacement surgery: Enhanced Recovery After Surgery (ERAS®) Society recommendations [J]. Acta Orthop, 2020, 91 (1): 3-19.

[18] BATCHELOR T J P, RASBURN N J, ABDELNOUR-BERCHTOLD E, et al. Guidelines for enhanced

recovery after lung surgery: recommendations of the Enhanced Recovery After Surgery (ERAS®) Society and the European Society of Thoracic Surgeons (ESTS)[J]. Eur J Cardiothorac Surg, 2019, 55 (1): 91-115.

第二章

围手术期功能状态与康复评估

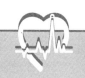

围手术期功能状态的评估在 ERAS 和预康复策略中占有十分重要的地位。功能状态反映了个体能够在多大程度上提高运动强度，并将其保持在高水平上。患者术前的基线功能状态可用于预测术后结局，同时患者术后的功能状态也是术后康复评估的重要组成部分。因此，对于患者围手术期功能状态的深入认识和理解至关重要。

第一节 功能状态的概念与意义

一、功能状态的定义

功能状态即指个体在最大摄氧量期间执行有氧运动的能力。当运动负荷增加，摄氧量不再增加而形成平台量时，称为最大摄氧量，代表人体摄氧能力的极限水平。实际工作中大部分患者不能达到最大摄氧量，更多采用峰值摄氧量（peak oxygen uptake，VO_2 peak）。各种日常活动的顺利完成需要心脏、肺、血液系统的综合努力来将氧气运送到代谢活跃的肌肉组织，VO_2 peak 反映的是高效整合的心肺系统、中枢神经系统及代谢系统功能，是测量功能状态的可靠指标，已被临床广泛应用，以 L/min 来计算，但为了方便个体间的比较，常用 ml/(kg•min) 来表示。

当估算个体的功能状态时，我们常用的另一个指标是代谢当量（metabolic equivalent，MET）。MET 是基础代谢率的倍数，1MET 代表静息时的能量消耗，约等于耗氧量 3.5ml/(kg•min)。日常生活和工作中常见的体力活动与 MET 数值的对应关系如表 2-1 所示。

表 2-1　常见体力活动对应的 MET 值
（根据轻度、中度、剧烈活动分类）

	轻度活动（MET<3）	中度活动（3≤MET≤6）	剧烈活动（MET>6）
步行	在商店、办公室、家中缓慢步行 =2.0	步行（3 英里/h）=3.3　步行（4 英里/h）=5.0	步行（4.5 英里/h）=6.3　爬缓坡，不负重或负重<10 磅 =7.0　爬陡坡，负重 10～42 磅 =7.5～9.0　慢跑（5 英里/h）=8.0　慢跑（7 英里/h）=11.5
工作	电脑前伏案工作 =1.5　铺床、洗盘子、做饭 =2.0～2.5	洗车、擦窗户、清理车库 =3.0　吸尘、擦地 =3.0～3.5　伐木 =5.5　使用割草机 =5.5	铲沙子、煤 =7.0　搬砖 =7.5　耕种、整理干草 =8.0　挖沟 =8.5

续表

	轻度活动 (MET<3)	中度活动 (3≤MET≤6)	剧烈活动 (MET>6)
娱乐和运动	绘画、手工、打牌=1.5 弹奏乐器=2.0~2.5 钓鱼=2.5	打羽毛球=4.5 骑自行车(10~12英里/h)=4.0 跳舞=3.0~4.5 打高尔夫=4.3 游泳(慢速)=6.0 排球(非比赛)=3.0~4.0	篮球比赛=8.0 骑自行车(12~14英里/h)=8.0 骑自行车(14~16英里/h)=10.0 足球比赛=10.0 游泳(快速)=8.0~11.0

注：1英里=1.609 3km；1磅=0.453 6kg；MET：代谢当量。

二、功能状态的影响因素

VO$_2$peak 在不同年龄和性别的人群中存在差异。在任何年龄，男性的 VO$_2$peak 均比女性高 10% 到 20%，这可能是由于男性血红蛋白浓度、肌肉含量、每搏输出量更高。VO$_2$peak 在年轻世界级耐力男性运动员中可以超过 80ml/(kg•min)，而在不常运动的 80 岁健康老年女性中通常为 15ml/(kg•min)。在评估个体的功能状态时，必须考虑到性别和年龄的因素，不同年龄段男性和女性的峰值摄氧量(VO$_2$peak)预计值如表 2-2 所示。

功能状态随年龄增长而下降。最近的一项长期纵向随访研究显示，随访者年龄每增长 10 岁，有氧代谢能力将下降 10%~15%。这也预示着老年患者发生心、脑血管和肺功能不全的风险高。

表 2-2　不同年龄段男性和女性的 VO_2 peak 与
代谢当量预计值

年龄	VO_2 peak [ml/(kg·min)] 与 MET	男性	女性
20～29 岁	VO_2 peak	43±7.2	36±6.9
	MET	12	10
30～39 岁	VO_2 peak	42±7.0	34±6.2
	MET	12	10
40～49 岁	VO_2 peak	40±7.2	32±6.2
	MET	11	9
50～59 岁	VO_2 peak	36±7.1	29±5.4
	MET	10	8
60～69 岁	VO_2 peak	33±7.3	27±4.7
	MET	9	8
70～79 岁	VO_2 peak	29±7.3	27±5.6
	MET	8	8

MET：代谢当量；VO_2 peak：峰值摄氧量。

此外，个体有氧代谢能力差或并发症也可导致功能状态下降。糖尿病、充血性心力衰竭及美国麻醉医师协会（American Society of Anesthesiologists，ASA）分级高等均可导致运动能力下降。这一类人群围手术期风险将增高，术后死亡率和并发症风险增加，功能恢复时间延长。

三、功能状态的意义

功能状态代表了一种安全界限，在这一安全范围内机体能够应对心脏输出增加、二氧化碳排出增多、蛋白分解增多及免疫系统激活等需求增加的情况。超过这一界限时，机体将不能很好地适应手术应激过程。

功能状态的评估为临床提供了重要的诊断和预后信息。众多临床试验已将有氧运动时间或 VO_2peak 作为研究的主要或次要终点。患者术前的功能状态能够预测手术预后,功能状态已成为心脏疾病患者行非心脏手术术前评估的重要部分。对行肺切除手术的肺癌患者的研究也显示,患者术前 VO_2peak 可以预测围手术期并发症的发生率。术前 $VO_2peak>20ml/(kg\cdot min)$ 的患者并发症风险不增加,$VO_2peak<15ml/(kg\cdot min)$ 的患者围手术期并发症轻度增加,而 $VO_2peak<10ml/(kg\cdot min)$ 的患者术后并发症的风险极高。此外,术前的功能状态评估还可以预测术后生活质量、活动程度和疼痛。功能状态的评估是围手术期评估和围手术期护理的焦点,目的是识别每个特定器官系统的疾病过程,通过优化器官功能来为手术做准备。

预康复策略认为,通过术前制订合理的优化方案增加患者的功能状态,会使患者的功能状态在整个围手术期过程中维持在一较高水平,并在术后更快恢复到术前基线水平。基于目前术前锻炼的研究数据也显示,久坐的老年人通过术前 6~12 个月的训练可使功能状态得到 20%~30% 的改善;功能状态每增加 1MET 将使生存率提高约 12%。老年人进行有氧运动和肌肉力量练习,能够增加机体耐力,改善肌肉力量,减少跌倒风险,增加关节活动度。

功能状态对于术前评估、制定预康复计划和术后康复评估具有重要的意义,在手术前增强患者的功能状态对于改善生活质量,减少术后疼痛和术后并发症,降低死亡率都十分重要。

参 考 文 献

[1] FLEG J L, PINA I L, BALADY G J, et al. Assessment of functional capacity in clinical and research applications. An advisory from the Committee on Exercise, Rehabilitation and Prevention, Council on Clinical Cardiology, American Heart Association[J]. Circulation, 2000, 102: 1591-1597.

[2] MYERS J, PRAKASH M, FROELICHER V, et al. Exercise capacity and mortality among men referred for exercise testing[J]. N Engl J Med, 2002, 346: 793-801.

[3] ANSUATEGUI ECHEITA J, VAN HOLLAND B J, GROSS D P, et al. Association between social factors and performance during functional capacity evaluations: a systematic review[J]. Disabil Rehabil, 2019, 41(16): 1863-1873.

[4] LEE L, TRAN T, MAYO N E, et al. What does it really mean to "recover" from an operation?[J]. Surgery, 2014, 155(2): 211-216.

第二节　功能状态的测量

功能状态可以通过测量个体达到力竭性运动负荷时的 VO_2 peak,或从跑步机或固定自行车的速度来估计。运动有多种方案可选,如递增负荷运动的 Bruce 方案、间歇负荷运动的 Taylor 方案等。无论选择何种方案,最好将个体的持续运动时间规定在约 10min 的疲劳限制时间以内,持续运动时间过短可能使摄氧量与运动功率呈非线性关系，而持续 12min 以上可能由于肌肉疲劳或骨关节的原因导致个体终止运动。由于许多日常活动并不需要使用 $VO_2\,peak$，还可以用其他次极量指标来评估有氧代谢能力，如乳酸阈及通气阈。

功能状态评估常见的问题是如何实现极量或次级量下的运动测试，特别在非医疗机构中。尽管极量测验可以提供精确的有氧代谢能力数据，但次级量测验适用于一些特殊情况，如心肌梗死患者出院前的评估、乏力的评估、不适合剧烈运动老年人的评估以及大群体的评估特别是当医师不在场的情况。

测定冠状动脉粥样硬化性心脏病患者的功能状态对制定恰当的运动处方和评估训练结果非常重要，次级量运动测验在急性心肌梗死患者出院前常规进行。在这一群体中，MET 水平或运动持续时间是强有力地预测未来心脏不良事件的指标。跑步机运动后没有达到 5MET 是一个预示风险增高的常见标志。功能状态低于5MET 的患者，即便没有症状或缺血性心电图（electrocardiogram，ECG）改变，都属于术后心脏事件高风险患者。在充血性心力衰竭患者的功能状态评估中，运动持续时间或运动速率峰值不如直接测量气体交换法可靠。慢性稳定性心力衰竭患者的 $VO_2\,peak$ 和潮气量具有高度可重复性，建议用于评估此类特殊人群。

临床上常用的功能状态评估的金标准为心肺运动试验（cardiopulmonary exercise test，CPET）。CPET 测量了运动量增加时人体各生理变量的变化，是一种具有良好耐受性、无创的、经济有效的综合评估功能状态的方法。CPET 的应用比较广泛，美国胸科学会 / 美国胸科医师学会（American Thoracic Society / American College of Chest Physicians，ATS/ACCP）2003 年列出了 CPET 的适应证，包括：①评估运动耐力，客观评价功能状态、失能或对治疗的反应；②评估诊断不明的运动耐量下降；③心血管疾病患者的评估；④呼吸系统疾病 / 症状患者的评估；⑤手术前评估；⑥肺康复的运动评估与运动处方；⑦损伤和失能的评估；⑧肺脏、心脏或心肺移植的评估。

　　CPET 能够评价患者静息和运动时的心功能和肺功能，在围手术期风险评估中起到重要作用，常用于合并心肺系统疾病、术后并发症高危、老年或营养不良的患者。功能状态评估即 CPET 能够测量的指标如表 2-3 所示。

表 2-3　心肺运动试验的测量指标

测量指标	变量	缩写
做功	运动负荷（work rate）	WR
运动耐量	峰值摄氧量（peak oxygen uptake）	VO_2 peak
	无氧阈（anaerobic threshold）	AT
代谢气体交换	摄氧量（oxygen uptake）	VO_2
	二氧化碳生成量（carbon dioxide production）	VCO_2
	呼吸交换率（respiratory exchange rate）	RER
通气功能	分钟通气量（minute ventilation）	VE
	潮气量（tidal volume）	VT
	呼吸频率（respiratory rate）	RR

续表

测量指标	变量	缩写
肺部气体交换	二氧化碳通气当量（ventilatory equivalent for carbon dioxide）	VE/VCO_2
	氧通气当量（ventilatory equivalent for oxygen）	VE/VO_2
	呼气末氧分压（partial pressure of oxygen in end-tidal gas）	$P_{et}O_2$
	呼气末二氧化碳分压（partial pressure of end-tidal carbon dioxide）	$P_{et}CO_2$
	脉搏氧饱和度（oxygen saturations）	SpO_2
心血管系统	心率（heart rate）	HR
	血压（blood pressure）	NIBP
	氧脉搏（oxygen pulse）	VO_2/HR
症状	呼吸困难, 乏力, 胸痛, 腿痛	

　　如前文所述，功能状态评估可以选择不同的运动模式，主要有极量运动和次极量运动两种。极量运动能够提供更精确的数据，但当一些患者由于疾病或设备环境的原因不适于进行极量运动时，也可以选择次极量运动下的测量。根据运动模式的不同选择以及是否联合使用呼出气体分析仪器，可以构成三种不同的功能状态评估方法。此外，6分钟步行试验（6-minute walk test, 6MWT）也是常用的估测功能状态的方法，简便易行，不需特殊仪器即能进行。表2-4列出常用的功能状态评估方法的测量变量、应用范围及优缺点。

表 2-4　几种功能状态评估方法的比较

	极量运动测试＋无呼出气体分析	极量运动测试＋有呼出气体分析	次极量运动测试＋无呼出气体分析	6分钟步行试验
测量变量	持续时间；估测的MET；HR peak, SBP peak, RPP peak；自感用力度	增加以下指标：VO_2 peak, VT, VCO_2/VO_2, VE/VO_2, VE/VCO_2, HR peak	估测的MET 持续时间；SBP peak (HR peak 为固定值)	步行距离
应用范围	大部分体能评估；冠状动脉粥样硬化性心脏病患者的预测心脏病的决策工具；用于制定运动处方	评价有氧体能的金标准；充血性心力衰竭患者的严重程度和预后；心脏移植的决策工具；量化医疗或手术干预的反应；鉴别心源性和肺源性呼吸困难	当极量运动测试不适宜或有潜在风险时（如急性心肌梗死患者出院前）；可用于制定运动处方（如极量测试不能完成）	估测有氧体能及耐力，特别是在虚弱或老年人群；测量对医疗或手术干预的反应

续表

	极量运动测试 + 无呼出气体分析	极量运动测试 + 有呼出气体分析	次极量运动测试 + 无呼出气体分析	6分钟步行试验
优点	成本适度；已有大数据支持	量化有氧体能的最佳方法；高度可重复性	较极量测试风险小；成本适度	成本忽略不计；与日常活动极其相关；可重复性好；耐受性好，无风险
限制	受测试熟悉度、辅助行工具影响；经常高估实际的有氧代谢能力；可重复性中等	需要的设备较昂贵，花费较其他方法多；中等程度的患者不安或不适；监测患者症状的能力较差	对最大有氧代谢能力的间接测量；受测试熟悉度、辅助步行工具影响；经常高估实际的有氧代谢能力；可重复性中等	仅与VO_2peak中度相关；受测试熟悉度和可活动性影响；很难确定患者测试中是否尽最大努力

peak：峰值；HR：心率；MET：代谢当量；RPP：心率血压乘积；SBP：收缩压；VCO_2/VO_2：二氧化碳生成量/摄氧量；VE/VCO_2：二氧化碳通气当量；VE/VO_2：氧通气当量；VO_2：摄氧量；VT：潮气量。

近年来,越来越多的目光聚焦在使用运动试验来测量对生活方式、医疗或外科干预的治疗反应。功能状态评估仍有一些待解决的问题,例如在功能状态评估过程中,运动模式、方案的选择,终点的确定和呼出气体分析等高度依赖于受测试的群体,而连续性评估功能状态比单纯描述基线功能存在更大的挑战。功能状态评估最大的关注点在于确定相较于基线状态何种程度的变化是有意义的。

在广泛的临床实际中,尤其是在预康复理念下,功能状态的测定是评估、诊断、治疗和预后判断的重要过程。

参 考 文 献

[1] STRINGER W, MARCINIUK D. The Role of Cardiopulmonary Exercise Testing (CPET) in Pulmonary Rehabilitation (PR) of Chronic Obstructive Pulmonary Disease (COPD) Patients [J]. COPD, 2018, 15 (6): 621-631.

[2] FERGUSON M, SHULMAN M. Cardiopulmonary Exercise Testing and other Tests of Functional Capacity [J]. Curr Anesthesiol Rep, 2022, 12 (1): 26-33.

[3] TRIANTAFYLLIDI H, BIRMPA D, BENAS D, et al. Cardiopulmonary Exercise Testing: The ABC for the Clinical Cardiologist [J]. Cardiology, 2022, 147 (1): 62-71.

[4] GLAAB T, TAUBE C. Practical guide to cardiopulmonary exercise testing in adults [J]. Respir Res, 2022, 23 (1): 9.

[5] RADTKE T, CROOK S, KALTSAKAS G, et al. ERS

statement on standardisation of cardiopulmonary exercise testing in chronic lung diseases[J]. Eur Respir Rev，2019，28（154）：180101.

[6] FLEG J L，PINA I L，BALADY G J，et al. Assessment of functional capacity in clinical and research applications：An advisory from the Committee on Exercise，Rehabilitation，and Prevention，Council on Clinical Cardiology，American Heart Association[J]. Circulation，2000，102：1591-1597.

第三节 术后康复的评估

康复的目标是通过综合应用各种措施消除或减轻个体的功能障碍，使其达到和保持生理、感官、智力精神和社会功能上的最佳水平，从而提高生活质量。

一、康复概念的延伸

传统意义上，成功的术后恢复是患者出院，并在最初的 30 个出院日内没有并发症的发生。然而，住院时间的长短受外界因素影响，如医师及所在医院的习惯、社会经济、文化和公共机构支持等。其他术后恢复的观察指标如并发症和病死率，其发生相对不常见且不能被持续测量。上述指标对于临床医师和管理者有重要意义，但与患者回归正常活动和恢复社会功能的关系并不那么密切。这一现象暗示康复是非常复杂的概念。

康复涵盖了体能、心理、社会和经济领域，传统上被称为"恢复"。症状的康复，例如疼痛和乏力的缓解,在出院时通常并未实现。只有当患者完全回归到基线功能状态或群体平均水平时,康复才彻底完成,这一过程通常需要持续到出院后几周至几个月的时间。从患者的角度,康复被定义为症状完全消失,恢复日常活动或重返工作的能力,可以大致分为基线期(在手术前测量)、中间期(从出恢复室到出院)和后期(从出院直至完全恢复到基线功能状态)。康复理念的改变使短期的健康问题演变成长期的功能和社会心理能力改善,并强调以患者为中心的纵向预后。

康复的评估很复杂,单独的简单指标不足以反映康复轨迹,更好的方法是将功能状态评估、独立性和感觉的客观指标与患者自我评价融合起来。所选择的评估指标也需要适应所选定的时间背景。例如,在术后的最初 3 周,康复评估集中在患病率、疼痛缓解和药物副作用,而术后 6～8 周时应集中在生活质量以及社会与工作的融合方面。

二、Wilson-Cleary 模型

1995 年,Wilson 和 Cleary 研发了理论模型,将生理和心理健康的结果整合起来,表示大多数生命质量研究中的共性内容(图 2-1)。Wilson-Cleary 模型界定了 5 个因素,分别是生理生物学因素、症状状态、功能状态、总体健康感知和总体生活质量。这五个因素存在于"生理的、社会的和心理的复杂连续的体系中",轮流受到个体和环境因素的影响。在模型中,箭头表示的是因果关系。

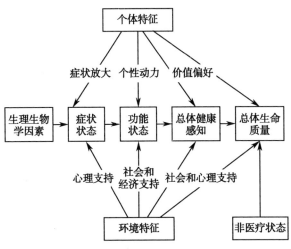

图 2-1 简明 Wilson-Cleary 模型

Wilson-Cleary 模型是分层模型，其意义在于低水平的结果能够影响更高级别的结果。举例来说，患者主观的疼痛被归类为症状评估结果。然而，生物学和生理学指标将显著影响疼痛，比如机体存在炎症和术后并发症。而疼痛也可以影响更高级别的康复结果，如功能状态和生活质量。

三、具体评估内容

常见的康复评估内容包括生物学和生理学指标、症状、功能状态、健康认知和健康相关生活质量（health-related quality of life，HRQOL）。根据测量方式的不同，又可以分为观察者评估和患者自评。症状、健康认知及健康相关生活质量的评估需完全通过患者自我评价。

（一）生物和生理学指标

生物和生理学指标关注了细胞和器官功能，可用可测量的、客观的观察值来表示，包括临床中常用的体格检查、实验室检查、影像学检查、术后并发症的发生率和病死率等。Clavien-Dindo 分级系统常用于术后并发症的定义及严重程度评估。Clavien-Dindo 分级系统根据并发症的严重程度（是否需要药物、外科、放射介入，是否危及生命或者脑死亡）将术后并发症分为 5 级，分级越高的术后并发症越严重，见表 2-5。

表 2-5 术后并发症 Clavien-Dindo 分级系统

分级	定义
Ⅰ	术后出现不需要药物、外科、内镜以及反射介入治疗的并发症；但可包括以下药物治疗：止吐药、退烧药、止痛药、利尿药、电解质、理疗，同样包括切口感染需床旁打开切口
Ⅱ	需要药物治疗不包括 1 期用药的患者，切口感染需要抗生素治疗，包括输血和全肠外营养
Ⅲ	需要外科、内镜、放射介入治疗
Ⅲa	不需要全身麻醉
Ⅲb	需要全身麻醉
Ⅳ	威胁生命的并发症（包括中枢神经系统并发症）需要间断监护或 ICU 处理
Ⅳa	一个器官功能不全（包括透析）
Ⅳb	多器官功能衰竭
Ⅴ	死亡

（二）症状的评估

症状是与患者的主观感受直接相关的，因此症状的评估只能通过患者本人来反馈。常见的术后不适有疼痛、恶心、乏力、焦虑,这些结果通常都可以通过视觉模拟量表(visual analogue scales,VAS)来量化(图 2-2)。40 项恢复质量评分量表(quality of recovery-40 questionnaire,QoR-40)也是有效的评价院内恢复的方法,其评估维度涵盖了情感状态、机体舒适度、心理支持、机体独立性和疼痛。QoR-40 量表可真实有效地评价临床干预对术后整体恢复的影响。其简化版为 QoR-9 量表,仅包括 9 个问题,简单易行。焦虑状态的量化通常可以用医院焦虑抑郁量表(hospital anxiety and depression scale,HADS)来测量。

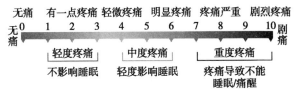

图 2-2　视觉模拟量表评分

(三)功能状态评估

功能状态的评估方法如前文所述。不管是极量还是次级量测量方法均需要特定的设施,其过程较复杂。6MWT 易于操作,耐受性更好,并且更能反映日常活动能力。6MWT 最初用于评估心肺疾病患者的运动耐量,但目前在临床和研究中常被用于测量功能状态,用以评估中度的氧耐受并反映机体承担日常活动所需体能的能力。初步证据支持 6 分钟步行距离(6-minute walk distance,6MWD)可以有效评估结直肠手术后 6~9 周的康复状态,6MWD 与结直肠癌患者术后 1 个月的并发症发生率相关。术后康复 6MWD 的最小临床意义变化值（minimal clinically important difference，MCID）为 14m，低于其他疾病的 MCID。目前的研究中，通常以 20m 作为 6MWT 有显著差异的标准。

此外，还可以通过患者自评的问卷形式来进行评估。如社区老年人健康活动问卷（community healthy activities model program for seniors，CHAMPS）与 6MWT 存在良好的相关性，已被应用于评估择期手术运动功能的恢复程度。CHAMPS 问卷包括 41 个问题，受访者自评回顾过去一周从事的各类活动。该问卷细分了活动的强度，根据从事活动的程度和时间，精确计算受访者的能量消耗。

（四）健康认知评估

健康认知是个体对于自身健康状态的一种总体的主观感受，通常通过问卷和量表形式来测量。SF-36 量表广泛应用于简明健康状态，包含 36 条项目，共分为生理功能、生理职能、躯体疼痛、活力、情感职能、精神健康、社会功能、总体健康 8 个维度，每个维度的分值从 0~100，总分越高代表功能和健康状态越好。SF-12 量表是 SF-36 量表的简化版，在 SF-36 量表基础上产生，仅含 12 条目，只需数分钟就可完成，减轻了调查对象的负担。

世界卫生组织残疾评定量表 2.0（World Health Organization disability assessment schedule 2.0，WHODAS 2.0）是世界卫生组织提出的一个整体健康状况测量工具，包括患者自评、监护人评定和检查者评定量表。该量表包括多种语言版本，具有跨文化适用性,完全满足评定工具的标准心理测量特性。

其他专门的调查问卷,如日常生活活动量表(activities of daily living,ADL)、工具性日常生活活动量表(instru-mental activities of daily living,IADL)和克利夫兰生活质量评分量表(Cleveland global quality of life,CGQL)等均可用于这部分的评估。

(五)康复评估示例

与传统术后康复不同,ERAS 更重视功能状态和生活质量的恢复。以腹部手术为例,介绍 ERAS 的康复评估,见表 2-6。

表 2-6　腹部手术 ERAS 路径的康复评估示例

康复时期	评估对象	评估方法
早期 (住院期间)	并发症	Clavien-Dindo 分级系统;并发症综合指数
	胃肠康复	经口进食耐受性;排气排便
	疼痛管理	静息、咳嗽、运动时的 VAS 评分
	整体康复	康复质量评分
	住院时间	准备出院时间;总住院时间
晚期 (出院后)	活动和参与度	IADL;CHAMPS; 回归工作;回归特殊活动
	疼痛管理	静息、咳嗽、运动时的 VAS 评分
	HRQOL	SF-36

CHAMPS:社区老年人健康活动问卷;ERAS:加速康复外科;HRQOL:健康认知和健康相关生活质量;IADL:工具性日常生活活动量表;SF-36:健康调查量表 36;VAS:视觉模拟量表。

总之,术后康复遵循着特定的轨迹,即在术后从基线功能急剧恶化,然后逐渐恢复或超过术前基线水平。康复的概念意味着将患者与其基线功能或群体水平相比较并得出量化结果。目前,对 ERAS 在功能状态和生活质量方面有效性的研究还很少,术后康复评估方面还存在不少问题。首先,ERAS 的评估方案尚不完整,住院期间的临床疗效受到人们的重视,而对院内康复的有效测量却常被忽略。其次,随访时间通常太短,不能恰当地评价出院后的功能康复。此外各种不同的测定工具和解释也阻碍了研究与假设之间的比较。未来对 ERAS 有效性的研究重点应放在更高级的评价结果上,例如功能状态和生活质量的评估,尽快确立一系列基于共识的标准化评价体系,以获得最大的获益。

（张良燕 马璐璐）

参 考 文 献

[1] SINOVAS-ALONSO I, GIL-AGUDO Á, CANO-DE-LA-CUERDA R, et al. Walking Ability Outcome Measures in Individuals with Spinal Cord Injury: A Systematic Review[J]. Int J Environ Res Public Health, 2021, 18(18): 9517.

[2] DINDO D, DEMARTINES N, CLAVIEN P A. Classification of surgical complications: a new proposal with evaluation in a cohort of 6336 patients and results of a survey[J]. Ann Surg, 2004, 240: 205-213.

[3] JAMES N E, CHIDAMBARAM S, GALL T M, et al. Quality of life after pancreatic surgery-A systematic review[J]. HPB(Oxford), 2022, 24(8): 1223-1237.

[4] DUNN M A, ROGAL S S, DUARTE-ROJO A, et al. Physical Function, Physical Activity, and Quality of Life After Liver Transplantation[J]. Liver Transpl, 2020, 26(5): 702-708.

[5] LI D, JENSEN C C. Patient Satisfaction and Quality of Life with Enhanced Recovery Protocols[J]. Clin Colon Rectal Surg, 2019, 32(2): 138-144.

[6] MYLES P S, SHULMAN M A, REILLY J, et al. Measurement of quality of recovery after surgery using the 15-item quality of recovery scale: a systematic review and meta-analysis[J]. Br J Anaesth, 2022, 128 (6): 1029-1039.

[7] WESSELS E, PERRIE H, SCRIBANTE J, et al. Quality of recovery in the perioperative setting: A narrative review[J]. J Clin Anesth, 2022, 78: 110685.

[8] GUYATT G H, SULLIVAN M J, THOMPSON P J, et al. The 6-minute walk: a new measure of exercise capacity in patients with chronic heart failure[J]. Can Med Assoc J, 1985, 132: 919-923.

[9] LEE L, SCHWARTZMAN K, CARLI F, et al. The association of the distance walked in 6 min with pre-operative peak oxygen consumption and complications 1 month after colorectalresection[J]. Anaesthesia, 2013, 68: 811-816.

[10] PECORELLI N, FIORE J F JR, GILLIS C, et al. The six-minute walk test as a measure of postoperative recovery after colorectal resection: further examination of its measurement properties[J]. Surg Endosc, 2016, 30(6): 2199-2206.

[11] FELDMAN L S, KANEVA P, DEMYTTENAERE

S，et al. Validation of a physical activity questionnaire（CHAMPS）as an indicator of postoperative recovery after laparoscopic cholecystectomy［J］. Surgery，2009，146（1）：31-39.

[12] DAZA J F，CUTHBERTSON B H，MYLES PS，et al. Measurement properties of the WHO Disability Assessment Schedule 2.0 for evaluating functional status after inpatient surgery［J］. Br J Surg，2022，109（10）：968-976.

[13] JOELSON A，STRÖMQVIST F，SIGMUNDSSON FG，et al. Single item self-rated general health：SF-36 based observations from 16，910 spine surgery procedures［J］. Qual Life Res，2022，31（6）：1819-1828.

[14] FELDMAN L S，LEE L，FIORE J JR. What outcomes are important in the assessment of Enhanced Recovery After Surgery（ERAS）pathways?［J］. Can J Anaesth，2015，62（2）：120-130.

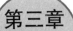
术前评估与用药

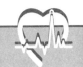

术前评估旨在麻醉前访视患者,对择期手术的患者的合并基础病进行评估,同时进行术前基础病的指导治疗及药物准备,安抚患者情绪,了解手术具体方式以最佳化麻醉方式及管理(图 3-1)。

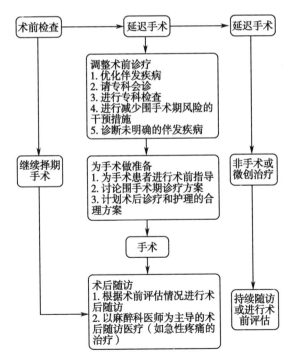

图 3-1　择期手术术前评估的重要性

第一节　术前评估的内容

术前访视时需对患者的一般情况，既往病史及主要检查进行复习。一般情况方面，需对患者的心脏功能，气道，过敏史，是否有青光眼、吸烟饮酒及滥用药物史，手术麻醉史及目前用药史进行详细评估。既往病史方面，对心血管、呼吸、内分泌、消化、泌尿及神经系统方面病史的详细问诊及评估也是必不可少的。再根据一般情况及既往史的问诊情况，重点关注检查结果以评估其对麻醉的可能影响。最后根据患者的一般情况、既往史及主要检查方面的内容，综合评估患者 ASA 分级（表 3-1，表 3-2）。Ⅰ、Ⅱ级患者（除产妇、儿童等需提级管理的患者）麻醉和手术耐受力良好，麻醉经过平稳。Ⅲ级患者麻醉有一定危险，麻醉前准备要充分，对麻醉期间可能发生的并发症要采取有效措施，积极预防。Ⅳ级患者麻醉危险性极大，即使术前准备充分，围手术期死亡率仍很高。Ⅴ级为濒死患者，麻醉和手术都异常危险，不宜行择期手术。

一、一般情况的评估

（一）活动耐量评估

采用通俗易懂的语言详细问诊患者的症状进行评估。评估心肺功能是术前访视的重要部分。

1. MET 评估　MET 是评估心肺功能的方法之一，详细内容见第二章第二节。简易的 MET 评估见表 3-3。MET 降低提示医师着重心肺功能方面的检查。

表 3-1　术前评估访视内容

一般情况

身高 / 体重：(cm/ kg)　　　　血压 / 心率：(mmHg/bpm)
BMI: kg/m^2

ASA 分级：Ⅰ　Ⅱ　Ⅲ　　　　心功能分级：Ⅰ　Ⅱ　Ⅲ　Ⅳ
　　　　　Ⅳ　Ⅴ

困难插管：Ⅰ　Ⅱ　Ⅲ　Ⅳ　　松动牙齿：无（　）有（　）

过敏史：无（　）青霉素（　）青光眼：无（　）有（　）
　　　　其他（　）

烟酒药物滥用史：无（　）吸烟（　）酗酒（　）
　　　　　　　　药物滥用史（　）

手术麻醉史：无（　）全麻（　）硬膜外（　）腰麻（　）
　　　　　　神经阻滞（　）

目前用药：无（　）降压药（　）利尿药（　）
　　　　　抗凝药（　）降糖药（　）

既往病史

心血管系统：正常（　）高血压（　）冠状动脉粥样硬化
　　　　　　性心脏病（　）瓣膜病（　）心律失常（　）
　　　　　　其他（　）

呼吸系统：正常（　）COPD（　）哮喘（　）其他（　）

内分泌系统：正常（　）糖尿病（　）甲亢（　）
　　　　　　其他（　）

消化系统：正常（　）胃食管反流（　）肝炎（　）
　　　　　肝硬化（　）其他（　）

泌尿系统：正常（　）肾病（　）尿毒症（　）肾衰（　）
　　　　　其他（　）

神经系统：正常（　）昏迷（　）脑梗（　）
　　　　　老年痴呆（　）帕金森综合征（　）其他（　）

ASA：美国麻醉医师协会；BMI：体重指数；COPD：慢性阻塞性肺疾病。

表3-2 美国麻醉科医师协会(ASA)分级

ASA分级	定义	成人案例,包括但不限于	小儿案例,包括但不限于	产科案例,包括但不限于
ASA I	体格健康的患者	健康、非吸烟、非饮酒或少量饮酒	健康(无急性或慢性疾病)、符合年龄的正常BMI	
ASA II	有轻微系统性疾病的患者	没有实质功能损伤的系统疾病。吸烟、社交性饮酒、妊娠状态、肥胖(30<BMI<40)、控制良好的高血压或糖尿病、轻微肺疾病	无症状的先天性心脏病、控制良好的哮喘、未恶化哮喘、非胰岛素依赖性糖尿病、年龄异常BMI百分位、轻度/中度OSA、肿瘤缓解状态、轻度局限性自闭症	正常妊娠*、控制良好的妊娠期高血压、无严重症状的控制良好的先兆子痫、饮食控制的妊娠糖尿病
ASA III	有严重系统性疾病的患者	有实质性功能损伤;一种或多种中度至重度疾病。控制不佳的DM或高血压、COPD、病态肥胖(BMI≥40)、活动性肝炎、酒精依赖或滥用、植入心脏起搏器、射血分数中度降低、ESRD接受定期透析、MI、CVA、TIA或CAD/支架病史(>3个月)	未矫正稳定的先天性心脏病、哮喘控制不佳、癫痫控制不佳、胰岛素依赖型糖尿病、病态肥胖、肾功能衰竭、肌营养不良、器官移植史、脑/脊髓畸形、有症状的脑积水、早产儿PCA<60周、重度自闭症、代谢疾病、气道困难、长期肠外营养。<6周龄的足月婴儿	有严重症状的先兆子痫、有并发症或高胰岛素需求的妊娠期糖尿病、需要抗凝的血栓形成性疾病

续表

ASA分级	定义	成人案例，包括但不局限于	小儿案例，包括但不局限于	产科案例，包括但不局限于
ASA IV	有持续威胁生命的严重系统性疾病患者	最近（<3个月）MI、CVA、TIA或CAD/支架、持续的心脏缺血或严重的瓣膜功能障碍、EF严重降低、休克、败血症、DIC、ARDS或未接受定期透析的ERSD	有症状的先天性心脏异常、充血性心力衰竭、早产活动性后遗症、急性缺氧缺血性脑病、休克、败血症、弥散性血管内凝血、自动植入式心律转复除颤器、呼吸机依赖、内分泌病、严重创伤、严重呼吸窘迫、晚期肿瘤状态	具有严重症状的子痫前期并发HELLP综合征其他不良事件，EF<40的围产期心肌病、获得性或先天性心脏病、未矫正/失代偿性心脏病
ASA V	不接受手术就无法生存的垂死患者	破裂的腹/胸动脉瘤、大面积创伤、颅内出血伴占位效应、显著心脏病或多器官/系统功能障碍时的缺血性肠病	大面积创伤、颅内出血、颅内出血占位效应、需要ECMO的患者、呼吸衰竭或骤停、恶性高血压、失代偿性充血性心力衰竭、肝性脑病、缺血性肠病或多器官/系统功能障碍	子宫破裂

续表

ASA分级	定义	成人案例，包括但不局限于	小儿案例，包括但不局限于	产科案例，包括但不局限于
ASA VI	已宣布脑死亡的患者			

*尽管妊娠并不是一种疾病，但产妇的生理状态与未妊娠的女性相比发生了显著变化，因此无合并症的妊娠状态女性为 ASA II。

**加"E"表示急诊手术；(急诊定义为延误患者的治疗会导致对生命或身体部位的威胁显著增加)。

ARDS: 急性呼吸窘迫综合征；ASA: 美国麻醉医师协会；BMI: 体重指数；CAD: coronary artery disease，冠状动脉粥样硬化性心脏病；COPD: chronic obstructive pulmonary disease，慢性阻塞性肺疾病；CVA: 脑血管意外；DIC: 弥散性血管内凝血；DM: 糖尿病；ECMO: 体外膜氧合；EF: 射血分数；ESRD: 终末期肾病；MI: 心肌梗死；OSA: 阻塞性睡眠呼吸暂停；PCA: 校正胎龄；TIA: 短暂性脑缺血发作。

表3-3　功能状态简易 MET 评估

MET	同等水平的锻炼
1	吃饭,文案工作,穿衣
2	下楼,屋内运动,做饭
3	走一个或两个街区
4	扫地或做园艺
5	爬一层楼,跳舞或骑车
6	打高尔夫或参加聚会
7	参加单打网球
8	快速爬楼或缓慢慢跑
9	跳绳或中等强度骑行
10	快速游泳或快速跑步
11	越野滑雪或打全场篮球
12	快速跑中等或长距离的跑步

MET: 代谢当量。

2. 心功能评估　心功能的评估可以采用美国纽约心脏病协会分级和加拿大心血管病学会分级(表3-4)。爬楼梯的层数对心肺功能的评估也有帮助,如不能爬 2 或 3 层楼则提示患者需要行专科检查如肺功能检查或心脏负荷试验。

3. 6MWT　其中 6MWT 是检测慢性肺疾病(如慢性阻塞性肺疾病、肺纤维化或肺动脉高压)患者机体功能和治疗反应的良好指标。应根据标准方法进行试验(表3-5),包括练习行走以使患者适应检查。在 6MWT 过程中,健康个体通常可以步行 400～700m。除了步行总距离外,脉搏氧饱和度及心率恢复时间都与临床结局相关。

表 3-4　美国纽约心脏病协会分级和加拿大
心血管病学会分级

心功能	美国纽约心脏病协会分级	加拿大心脏病学会分级	心脏功能与耐受力
I 级	体力活动不受限。日常体力活动不引起疲劳、心悸、呼吸困难或心绞痛	一般体力活动如步行或登楼梯不引起心绞痛。仅在费力、速度快或长时间体力活动时或进行娱乐活动时出现心绞痛	心脏功能正常
II 级	体力活动轻度受限。休息时感觉舒适,日常体力活动可引起疲劳、心悸、呼吸困难或心绞痛	一般体力活动轻度受限。日常步行或快速登楼梯、爬山、饭后、寒冷或风中、精神应激或醒后数小时内步行或登楼梯出现心绞痛;平地步行两个街区以上或以一般速度登楼梯 1 层以上出现心绞痛	心脏功能较差。处理恰当,麻醉耐受力仍好
III 级	体力活动明显受限。休息时感觉舒适。小于日常体力活动即引起疲劳、心悸、呼吸困难或心绞痛	一般体力活动明显受限,平地步行 1～2 个街区和以一般速度登一层楼以上即引起心绞痛	心脏功能不全。麻醉前准备充分,麻醉中避免任何心脏负担增加

续表

心功能	美国纽约心脏病协会分级	加拿大心脏病学会分级	心脏功能与耐受力
Ⅳ级	轻微活动都引起不适。甚至静息时也可发生心功能不全症状或心绞痛综合征。如进行任何体力活动,则不适感增加	轻微体力活动都引起不适,静息时也可发生心绞痛	心脏功能衰竭。麻醉耐受力极差,择期手术必须推迟

表3-5　6分钟步行试验

6分钟步行试验具体实施步骤

长30m的平直走廊

在折返点进行标记

患者穿着舒适

测试前患者坐位休息至少10分钟(不要进行热身)

记录基础心率和血氧饱和度(oxygen saturation,SpO_2);可选择性地在测试过程中监测 SpO_2

如果患者测试过程中辅助吸氧,记录吸入氧流量和吸氧设备

让患者站立位并应用 Borg 量表记录基础呼吸困难和全身疲劳程度

计时器归零并设定6分钟

指导患者开始测试:标准是在6分钟内以最快的速度走最远的距离,但不要跑步。并在折返点掉头

在每分钟进行标记,并提醒患者剩余时间。可以适当的对患者进行鼓励,如"你做得很好"或"继续努力",但不要鼓励其加速

在测试结束,标记患者停下来的地方

续表

6分钟步行试验具体实施步骤
如果应用指氧仪,测量并记录患者脉搏和SpO_2
测试后再次应用Borg量表评估呼吸困难和疲劳程度
询问如果有什么妨碍你走得更远的话,那是什么
测量并记录行走的距离

4. 体格检查　查体听诊心脏和触诊动脉搏动,静脉(外周及中心)以及四肢有无水肿可评估术前风险。如果外周静脉穿刺评估困难,可以与患者交代放置中心静脉的相关事宜。心脏听诊注重心脏杂音及心脏节律。重要体格检查包括第三或第四心音,喘鸣音,颈静脉怒张,腹水,肝大等。评估呼吸系统包括听诊喘鸣音,呼吸音减低或异常;视诊有无发绀,杵状指,用力呼吸等。

(二)气道评估

气道评估是另一个重要的方面。评估气道主要有以下几个方面:Mallampati分级(表3-6),牙齿状态,颈部情况,颈围,甲颏距离(头在伸展位时,测量自甲状软骨切迹至下颚尖端的距离)等。

表3-6　Mallampati分级

Mallampati分级:患者坐在麻醉科医师的面前,用力张口伸舌至最大限度(不发音),根据所能看到的咽部结构,给患者分级	
Ⅰ级	可以看到软腭 咽腭弓 悬雍垂 硬腭
Ⅱ级	可以看到软腭 悬雍垂 硬腭
Ⅲ级	可以看到软腭 硬腭
Ⅳ级	仅见硬腭

1. 通气评估　具有以下特征的患者可能存在面罩通气障碍:年龄大于 55 岁,体重指数(body mass index,BMI)超过 $26kg/m^2$,缺牙,胡须,打鼾。具有以下特征的患者可能在任何通气状态下均存在通气障碍:成人阻塞性睡眠呼吸暂停综合征,打鼾,肥胖,颈围过大(男性>43cm,女性>40cm),最大限度地头后仰时甲颏距小于 7cm,Mallampati 分级较高,舌体肥大,地包天动作困难,头颈部手术史引起畸形或先天性头颈部畸形,头颈部放射史,头颈部外伤,风湿性关节病,唐氏综合征,硬皮病,颈椎病或颈椎手术史。

还有专门针对成人阻塞性睡眠呼吸暂停综合征的评估问卷——STOP-Bang 呼吸困难调查问卷,评估时首先询问是否参加睡眠研究诊断过睡眠呼吸暂停,是否接受过睡眠呼吸暂停的治疗,如持续正压通气和双相正压通气。STOP-Bang 中 8 个选项大于三个为"是"则是呼吸困难的高危人群。其 8 个高危因素包括睡眠时候打鼾,白天经常感到累,有人观察到睡眠呼吸暂停,接受过高血压治疗,BMI≥$35kg/m^2$,年龄≥50 岁,颈围>40cm,男性。现在,评估气道的方法更多样化,如 MOANS 法(表 3-7)。

2. 插管评估　传统的评估困难插管的方法包括张口度,牙齿情况,口咽部结构,头后仰活动度,甲颏距离,Cormack 分级及进一步影像学检查等。有人总结了 LEMON 法(表 3-8)。此外,还有 SMART 法(表 3-9),都是实用的评估方法。

表 3-7 MOANS 法

MOANS 法评估细则	
mask seal	密合：满脸胡须、面部血痂、面颊不完整等
obesity/Obstruction	肥胖/阻塞：颈部、胸腹部赘生的脂肪组织产生对上会厌气道的阻力和膈肌运动的抵抗
age	年龄越大，上气道肌肉越少，组织张力越小
no teeth	无牙：面颊凹陷
stiff	硬度：肺部存在通气阻力的情况

表 3-8 LEMON 法

LEMON 法评估细则	
look externally	表面观察：小下颌、巨舌、巨齿、短颈等颜面下半部分解剖特异
evaluate the 3-3-2 rule	用 3-3-2 规则进行评价：张口度 3 指，甲颏距 3 指，甲状软骨上缘和舌骨距离 2 指
mallampati	患者坐直，最大限度张嘴伸舌，检查者观察咽部结构
obstruction	梗阻：嘶哑、吞咽困难和喘鸣等——上气道阻塞
neck mobility	颈部的移动度：颈椎固定、强直性脊柱炎、类风湿性脊柱炎等

表 3-9 SMART 法

SMART 法评估细则	
surgery	手术：近期或远期
mass	肿物：血肿、脓肿或其他肿物
access or anatomy	操作入路或解剖：肥胖，体表标志不清晰或操作入路不清晰

SMART 法评估细则	
radiation	放疗史：或者其他组织解剖异常或瘢痕
tumor	肿瘤：包括气道内肿瘤

3. 反流误吸风险　胃肠道方面的评估主要询问关于胃食管反流病（gastroesophageal reflux disease，GERD）症状。GERD 的高危因素包括肥胖，妊娠，吸烟，食管裂孔疝及服用特定药物如抗组胺药、钙通道阻滞剂、抗抑郁药及安眠药。胃排空延迟的发病机制有多种，胃部每一个区域均可能受不同病理过程的影响。①胃底功能异常：迷走神经切断术后为运动功能障碍；功能性消化不良的运动功能障碍。②胃窦和胃窦十二指肠协调异常：如糖尿病患者的自主神经病变和高血糖患者。③幽门功能障碍：肥厚性幽门狭窄和糖尿病性胃轻瘫。④小肠功能异常：小肠动力异常可导致胃对固体食物排空延迟。遇到有高危因素的患者重点问诊是否有反酸、烧心、口臭、胸痛、呕吐及呼吸困难等症状。GERD 最常见的并发症包括食管炎，食管狭窄和巴雷特式食管。诊断 GERD 要详细询问是否接受治疗及服药后的效果。在术前评估方面，GERD 与胃排空延迟相关，但对清液体的影响较小。在诱导时候防止反流误吸的发生，可以严格禁食水时间或利用快速顺序诱导进行麻醉诱导。

（三）其他一般情况评估

对气道重点评估过后，针对患者相关既往史也要进行详细的问诊。患者是否有过敏史，过敏的症状及缓解的方法对术中用药方面有提示意义,尤其关注在有交叉过敏药物的问诊。患者有无青光眼,青光眼的类型,是否进行过手术,对术中使用增加眼内压的药物,如最常用的阿托品均有指导意义。患者是否吸烟,影响术中气管插管及术后气道分泌物的多少。患者是否酗酒或有无阿片类药物滥用史,对术中镇静药物或阿片类药物的使用量有影响。既往全身麻醉手术史是否有术后恶心呕吐史,术中知晓等不良反应能够指导此次全身麻醉的监测及用药方法。既往椎管内麻醉或神经阻滞麻醉的操作史及术后是否有并发症对此次行同类型麻醉有指导意义。

对于有基础病的患者,有无持续的降压药、抗凝药、利尿药及降糖药的问诊,并指导相关药物的合理使用也十分重要。这部分内容,在后面的相关章节将进行详细讲解。

二、基础疾病的评估

麻醉科医师必须在患者的总体健康框架内进行术前麻醉评估。相关的疾病通常增加了麻醉风险,使围手术期优化治疗更加复杂化。术前良好的评估对围手术期非心脏手术后 30 天死亡率有一定的预测(表3-10)。对于常见基础病如心脑血管系统疾病,呼吸系统疾病,消化道系统疾病,泌尿系统疾病,神经系统疾病,内分泌系统疾病的评估和重点注意事项,本书还将针对每个系统进行具体详尽的介绍。麻醉科医师术前针对不同基础病的个体化评估,对完善术前评估,降低择期手术风险有帮助意义。

表 3-10 围手术期预测非心脏手术后 30 天死亡率

特征	校正后 30 天死亡率风险比	95% 可信区间
年龄		
45～64 岁	对照组	
65～74 岁	1.67	1.18～2.36
≥75 岁	3.03	2.20～4.18
急诊手术	4.62	3.57～5.98
手术类型		
经腹大手术或头颈手术	3.25	1.64～6.45
开颅手术或多节段脊椎手术	3.72	1.68～8.20
大血管手术	2.38	1.04～5.47
伴发基础病		
6 个月内高危的冠状动脉疾病	3.12	1.71～5.68
慢性心力衰竭病史	1.60	1.09～2.36
卒中病史	2.01	1.42～2.84
外周动脉疾病史	2.13	1.47～3.10
慢性阻塞性肺疾病	2.15	1.61～2.89
进展期癌症	2.38	1.79～3.18

参 考 文 献

[1] Vascular Events In Noncardiac Surgery Patients Cohort Evaluation（VISION）Study Investigators. Association between postoperative troponin levels and 30-day mortality among patients undergoing noncardiac surgery [J]. JAMA，2012，307（21）：2295-2304.

[2] BIERLE D M, RASLAU D, REGAN D W, et al. Preoperative Evaluation Before Noncardiac Surgery[J]. Mayo Clin Proc, 2020, 95(4): 807-822.

[3] DE HERT S, STAENDER S, FRITSCH G, et al. Preoperative evaluation of adults undergoing elective noncardiac surgery: Updated guideline from the European Society of Anaesthesiology[J]. Eur J Anaesthesiol, 2018, 35(6): 407-465.

[4] APFELBAUM J L, HAGBERG C A., CONNIS R T, et al. 2022 American Society of Anesthesiologists Practice Guidelines for Management of the Difficult Airway[J]. Anesthesiology, 2022, 136(1): 31-81.

[5] LAW J A, DUGGAN L V, ASSELIN M, et al. Canadian Airway Focus Group updated consensus-based recommendations for management of the difficult airway: part 2. Planning and implementing safe management of the patient with an anticipated difficult airway[J]. Can J Anaesth, 2021, 68(9): 1405-1436.

第二节 术前检验与检查的选择

常规择期手术的基本检查如表 3-11。根据患者既往史、一般情况评估和基本检查的结果,选择性地进行术前诊断性检查对围手术期的危险性评估很重要。

表 3-11 常规择期手术的基本检查

主要检查			
血常规	正常( )	异常( )
血生化	正常( )	异常( )

续表

主要检查		
ECG/Echo	正常（　　）	异常（　　）
胸片／血气	正常（　　）	异常（　　）
凝血功能	正常（　　）	异常（　　）

ECG：心电图；Echo：超声心动图。

一、心脏相关检查

（一）ECG

对于所有超出特定年龄段或接受特殊手术的患者，ECG 通常是术前评估的一部分。表 3-12 是根据现有证据确定的术前 ECG 检查的适应证。一份 ECG 异常的报告通常是请求会诊的理由，但是如果之前未做 ECG，完善 ECG 检查应当作为会诊的一个内容。

表 3-12　术前行静息 12 导联心电图的推荐级别

推荐级别	患者情况
Ⅰ级推荐（推荐行该检查）	行大血管手术的患者有一个或多个临床危险因素推荐行术前静息 12 导联心电图 行中度危险手术且患有冠状动脉粥样硬化性心脏病，外周动脉疾病或脑血管疾病的患者应行术前静息 12 导联心电图
Ⅱ_A级推荐（可行该检查）	行大血管手术且无临床危险因素的患者可行术前静息 12 导联心电图
Ⅱ_B级推荐（可考虑该检查）	行中度危险手术且无临床危险因素的患者可考虑行术前静息 12 导联心电图

推荐级别	患者情况
Ⅲ级推荐（因对手术评估无帮助不应行该检查）	行低危手术且无临床危险因素的患者不推荐行术前静息 12 导联心电图

其他疾病情况下，代谢和电解质紊乱、药物、颅内病变和肺部疾病均可以导致 ECG 异常。传导障碍，如右束支传导阻滞或Ⅰ度房室传导阻滞，通常不会构成进一步检查的理由。即使存在器质性心脏病，如无症状室性心律失常的情况也是如此。另一方面，少许 ECG 线索可能提示无临床症状的严重疾病。

（二）左心室功能无创评估的建议

非心脏手术前可以通过放射性核素显像、超声心动图和对心室造影评估静息左心室功能，评估的推荐级别见表 3-13。几种无创性心脏检查的阳性及阴性似然比（表 3-14）提示无创检查中多巴酚丁胺负荷超声心动图试验能够提供较好的术前评估。

表 3-13　术前左心室功能无创评估的推荐级别

推荐级别	患者情况
ⅡA 级（推荐执行）	推荐术前对不明原因呼吸困难的患者行术前左心室功能评估 推荐若 12 个月内未进行常规评估且现在有加重的心力衰竭引起的呼吸困难或心力衰竭临床症状加重的患者行术前左心室功能评估
ⅡB 级（可能执行）	对临床稳定但有心肌病史的患者再次进行左心室功能评估
Ⅲ级（因无益处，不应执行）	常规对患者行围手术期左心室功能评估

表 3-14　几种无创心脏检查的阳性似然比和阴性似然比

检查项目	阳性似然比	阴性似然比
运动负荷试验	2.4	0.4
多巴酚丁胺负荷超声心动图试验	4.1	0.2
心肌灌注显像	1.8	0.4

多项研究表明,术前射血分数减低与术后死亡率或并发症发生率呈正相关。一项入选 570 例在大型非心脏手术前接受经胸超声心动检查患者的研究中,任何程度的左心室收缩功能障碍与术后心肌梗死或心源性肺水肿的相关为临界性。此结果与随后进行的一项荟萃分析结果一致,该荟萃分析包括 8 项核素心肌成像评估术前静息左心室功能的研究。其中,静息左室射血分数 <35% 的患者出现并发症的风险最大。左室射血分数 <35% 在预测围手术期非致命性心肌梗死或心源性死亡时,敏感性为 50%,特异性为 91%。围手术期左心室收缩或舒张功能减低是术后心力衰竭和危重患者死亡的主要预测因素。但是值得注意的是,并未发现静息左心室功能是围手术期缺血事件的稳定预测因素。

(三)冠状动脉粥样硬化性心脏病患者的相关检查

1. ECG 与运动负荷试验　对于已确诊冠状动脉粥样硬化性心脏病的患者,静息 12 导联心电图对远期发病率和死亡率有重要预测信息。Q 波的波幅和时限可粗略估计左室射血分数,是远期死亡率的一个预测因素。术前 12 导联心电图显示的左心室肥厚或 ST 段压低可以预测围手术期心脏不良事件。

运动负荷试验评估心肌缺血和功能状态的目的是客观评估功能状态，发现重要的术前心肌缺血或心律失常，并评估围手术期心脏风险和长期预后。运动负荷试验应用于检测冠状动脉粥样硬化性心脏病的敏感性取决于狭窄的严重程度、病变范围和判断试验阳性的标准。半数单支病变且运动水平足够的患者心电图运动试验正常，运动负荷试验诊断冠状动脉闭塞性疾病的平均敏感性和特异性分别为 68% 和 77%，诊断多支病变分别为 81% 和 66%，诊断三支和左主干病变分别为 86% 和 53%。目前美国心脏病学会（American College of Cardiology，ACC）/ 美国心脏协会（American Heart Association，AHA）已有关于运动负荷试验适应证和结果判读的相关指南。

大多数能够活动的患者可以选择心电图运动试验，既可以评估功能状态也可以通过 ECG 改变和血流动力学反应检出心肌缺血。尽管在腹主动脉瘤患者中进行踏车运动负荷试验担心会诱发瘤体破裂，但是有证据显示在这部分患者中进行该试验是安全的。

2. 无创性负荷试验 对于不能进行足够活动的患者，应当考虑非运动负荷试验。有 2 种主要的术前评估方法，即增加心肌氧耗量（通过起搏或静脉应用多巴酚丁胺）和诱导充血反应（通过血管舒张剂，如静脉潘生丁或腺苷）。这种情形下使用腺苷、潘生丁或多巴酚丁胺心肌灌注显像的药物负荷试验和多巴胺负荷超声心动图都是常用的检查。

严重支气管痉挛、严重颈动脉闭塞性疾病或

不能停用茶碱类药物或其他腺苷拮抗剂的情况下应当避免静脉注射腺苷和潘生丁。多巴酚丁胺不能作为应激物应用于严重心律失常和严重高血压或低血压患者。对于超声心动图质量可能欠佳的患者,更适合心肌灌注检查。如果同时合并瓣膜功能不全,选择超声心动图负荷试验是有利的。

3. 冠状动脉造影 冠状动脉造影虽然是评估心脏冠状动脉的金标准,但不应该作为常规的术前评估进行检查。通常,术前需进行冠状动脉造影的适应证与非手术患者类似。目前的证据不支持将动态 ECG 作为唯一的诊断试验来判断患者是否需要进行冠状动脉造影,但是在少数情况下可能有助于指导药物治疗。因围手术期心脏事件常与高脂血症非致命性的冠状动脉斑块破裂相关。裸金属冠状动脉支架术后 30 天内禁止行择期手术。药物洗脱支架至少在 6 个月以后或尽量在 1 年以后行择期手术。

(四)心力衰竭患者的相关检查

对于心力衰竭的患者,除了心功能评估外,实验室检查方面还应进行脑钠肽(brain natriuretic peptide,BNP)的检查,血浆 BNP 浓度能够提示心力衰竭患者非心脏手术的心脏并发症及死亡率。心力衰竭患者左心室的评估十分重要,当细致地体格检查发现患者有可疑瓣膜病时,ACC/AHA 推荐行心脏超声的指导方针见表 3-15。仅在有特殊指征,如肾功能改变、近期剂量调整或有中毒症状时,才需要测定治疗心脏病药物的血浓度。

表 3-15 美国心脏病学会(ACC)和美国心脏协会(AHA)
建议无临床症状患者出现心脏杂音行超声心动的
指导方针

推荐等级	患者情况
I级:证据及共识肯定关于患者出现以下心脏杂音时行心脏超声是有益处的	● 舒张期杂音 ● 持续性杂音 ● 收缩末期杂音 ● 杂音伴随喷射性咔嗒音 ● 杂音放射到头颈部或后背 ● 3 级或响亮的收缩期杂音
II级:证据及共识建议关于患者出现以下心脏杂音时行心脏超声	● 心脏杂音伴随其他心脏体检出现其他异常 ● 心脏杂音伴随 ECG 或胸片出现异常
III级:证据及共识不肯定关于患者出现以下心脏杂音时行心脏超声是有益处的	● 高年资医师听诊发现可疑为功能性的 2 级或轻度收缩中期杂音

二、呼吸系统相关检查

伴随呼吸系统疾病的患者,对呼吸系统的评估也各有侧重,最常见的呼吸系统疾病的病情评估的检查选择可见表 3-16。

三、内分泌系统相关检查

糖尿病患者的多器官功能障碍导致长期慢性糖尿病患者的术前评估内容较为复杂。其评估分成两个大方面。一为血糖控制水平的评估,可以通过日常血糖的监测或糖化血红蛋白 A_1C(HbA$_1$C)对近 3 个月血糖控制水平进行评定。二为器官功能水平的评估。ECG,电解质,血肌酐,尿素氮是必须进行的检查。甲状腺功能异常的患

表3-16　常见呼吸系统疾病的病情评估的检查选择

疾病名称	指氧	胸片	血气分析	肺功能	药物相关评估
哮喘	常规评估	评估患者肺部感染情况	除严重急性哮喘发作外、其他情况非必须	诊断标准,但与围手术期预后无关 FEV_1降低,FRC正常/降低	长期服用糖皮质激素需要监测血糖
慢性阻塞性肺疾病	常规评估,作为基线的重要指标	评估患者肺部感染情况	若患者指氧降低,则行此评估	诊断及病情评估,但与围手术期预后无关 FEV_1降低,FRC增加,DL_{CO}降低 若$FEV_1/FVC\leqslant0.7$: ● $FEV_1\%\geqslant80\%$——轻度 ● $50\%\leqslant FEV_1\%<80\%$——中度 ● $30\%\leqslant FEV_1\%<50\%$——重度 ● $FEV_1\%<30\%$——极重度	—
限制性肺疾病	—	协助诊断	—	协助诊断及病情评估,术前不常规评估 FEV_1和FVC降低,FEV_1/FVC正常	—

DL_{CO}: 肺弥散功能; FEV_1: 第一秒用力呼气量; $FEV_1\%$: 第一秒用力呼气量占用力肺活量百分率; FRC: 功能残气量; FVC: 用力肺活量。

者则需要对甲状腺功能进行实验室检查。促甲状腺激素（thyroid stimulating hormone，TSH）水平升高反映甲状腺功能降低，血浆游离甲状腺素水平及 TSH 水平则对甲状腺功能亢进的评估提供了诊断意义。甲状腺疾病的患者行胸片或胸部计算机断层扫描（computed tomography，CT）对气管和纵隔肿物的占位有良好的评估。

四、消化系统相关检查

消化系统方面，如前所述，肝功能的评估对药物代谢起到重要作用。ECG、血常规（包括血小板计数），电解质，血肌酐，尿素氮，肝功能，白蛋白和凝血酶原时间对肝脏系统疾病的评估有帮助。甲型肝炎患者需要追查甲型肝炎 IgM 抗体，乙型肝炎患者需追查乙型肝炎表面抗原及抗体、乙型肝炎核心抗原及 e 抗原，丙型肝炎需追查丙型肝炎抗体。胸片可以辅助评估患者是否有胸腔积液。血氨水平可以评估患者是否伴发脑病。凝血功能异常的原因较多：胆汁淤积引起维生素 K 缺乏，肝脏合成功能障碍引起凝血因子缺乏，脾大及门脉高压引起血小板减少症。

五、泌尿系统相关检查

对肾功能异常患者的术前评估应着重四方面：心血管系统、脑血管系统、血容量及电解质水平。心血管方面的评估需要 ECG 的支持，如果 ECG 提示左心室肥厚（高血压），高尖 T 波（高钾血症），T 波低平，PR 间期延长或 QT 间期延长（低钾血症）则需要进一步评估心脏超声及胸片。监测患者体重是对血容量评估的一个重要指标。

六、神经系统相关检查

神经系统评估主要关注脑血管方面的评估，脑血管病变也多伴随心血管病变。脑血管缺血性病变要根据患者发病距现在时间长短及症状考虑是否行头部 CT 或心脏超声。若听诊颈动脉有杂音可行颈动脉多普勒超声。癫痫患者因为服用抗癫痫药物，为评估其是否有药物引起的副作用，需追查血常规及电解质水平。如前所述帕金森患者要注意胸片的评估，是否伴随因术前误吸引起的肺部感染。

七、各系统检查总结

根据患者不同系统的伴发基础病，表 3-17 对常见伴随基础病的术前检查和检验的选择进行了总结归纳。

八、多科协作共同制订术前检查方案

目前，患者术前检查往往都是由外科医师决定的，由于担心患者入院，甚至入手术室后，手术推迟或取消；所以患者往往不是检查不足，而是检查过量。多个研究证实常规术前检查，相比选择性术前检查，不能使患者受益，却造成医疗资源浪费和医疗费用增加。减少急诊手术术前"标准化"检查，未增加围手术期不良事件的发生。对于合并症控制良好的老年患者，常规的术前检查对患者无益。

思考下过度检查的原因主要有以下五点：

1. 传统或惯例检查思想，比如人人都查肝肾功能和 ECG。

表 3-17 常见基础病的术前检查检验的选择

术前诊断/术前用药	ECG	胸片	血细胞比容/血色素	血常规	电解质	血肌酐	血糖	凝血	肝功能	药物水平	血钙
心肌梗死病史	是										
稳定型心绞痛	是			是	可						
慢性心力衰竭	是	可		是	可						
高血压	是	可			是（服用利尿剂时）	是					
慢性心房颤动	是									是（服用地高辛时）	
外周动脉疾病	是										
心脏瓣膜病	是	可									
慢性阻塞性肺疾病	是	可		是						是（服用茶碱时）	
哮喘	有症状时评估肺功能，其他情况不需评估										
糖尿病	是				可	是	是				

续表

术前诊断/术前用药	ECG	胸片	血细胞比容/血色素	血常规	电解质	血肌酐	血糖	凝血	肝功能	药物水平	血钙
传染性肝炎								是	是		
酒精肝或药物性肝损害								是	是		
肿瘤肝转移			是	是	是			是	是		
肾脏疾病			是	是							
血液系统疾病				是							
凝血病				是				是			
卒中	是			是	是			是			
癫痫	是			是	是			是			
肿瘤	是		是	是							
血管病变或动脉瘤	是		是							是	
甲状腺功能亢进症	是		是		是					是	是
甲状腺功能减退症	是				是					是	是
库欣病				是	是		是				

续表

术前诊断/术前用药	ECG	胸片	血细胞比容/血色素	血常规	电解质	血肌酐	血糖	凝血	肝功能	药物水平	血钙
艾迪森病	是			是	是		是				
甲状旁腺功能亢进症	是		是		是						是
甲状旁腺功能减退症	是				是						是
病理性肥胖	是	可					是				
吸收/营养不良	是			是	是	是	是				
地高辛	是				可					是	
抗凝药物			是					是			
苯妥英钠										是	
镇静安眠药										是	
利尿药					是	是					
皮质类固醇				是			是				
化疗药				是		可					
茶碱药										是	

ECG：心电图。

2．认为其他医师希望检查,这种情况非常普遍。比如对于一名症状稳定的冠状动脉粥样硬化性心脏病患者行中低危手术,手术医师可能认为麻醉科医师需要患者的超声心动图检查,为了一项检查,患者可能需要等待1～2周,增加医疗费用,而这项检查并非必需的。

3．担心由于术前检查不足或术前用药调整不当取消手术,防止手术取消或推迟。

4．有些临床医师忽视医学证据和指南的学习更新,也是检查过度的原因之一。

5．医学法律方面的担心造成的检查过度。

由此可见,很大程度上是由于我们的术前资料共享和交流不足造成的。因此,我们倡导手术医师和麻醉科医师,对于术前检查的共同决策。在一项加拿大的研究中,术前由麻醉科医师根据患者情况,共同选择术前检查,可减少术前检查的数量和花费,平均为每位患者节约73美元。

术前加强外科医师、麻醉科医师和患者的交流,共同对患者进行评估和决定检查,可达到提高医疗效率、患者体验,节约费用的目的。早期麻醉科门诊或术前共同会诊,都将是多科协作共同制定术前检查方案的有效方法。

参 考 文 献

[1] KRISTENSEN S D, KNUUTI J, SARASTE A, et al. 2014 ESC/ESA guidelines on non-cardiac surgery: cardio-vascular assessment and management: the joint task force on non-cardiac surgery: cardiovascular assessment and management of the European Society

of Cardiology (ESC) and the European Society of Anaesthesiology (ESA) [J]. Eur Heart J, 2014, 35 (35): 2383-2431.

[2] PRIORI S G, BLOMSTRÖM-LUNDQVIST C, MAZZANTI A, et al. 2015 ESC guidelines for the management of patients with ventricular arrhythmias and the prevention of sudden cardiac death: the task force for the management of patients with ventricular arrhythmias and the prevention of sudden cardiac death of the European Society of Cardiology (ESC). Endorsed by: association for European paediatric and congenital cardiology (AEPC) [J]. Eur Heart J, 2015, 36 (41): 2793-2867.

[3] FLEISHER L A, Fleischmann K E, Auerbach AD, et al. 2014 ACC/AHA guideline on perioperative cardiovascular evaluation and management of patients undergoing noncardiac surgery: executive summary: a report of the American College of Cardiology/American Heart Association Task Force on Practice Guidelines. Circulation, 2014, 130 (24): 2215-2245.

[4] SELLERS D, SRINIVAS C, DJAIANI G. Cardio-vascular complications after non-cardiac surgery [J]. Anaesthesia, 2018, 73 (Suppl 1): 34-42.

[5] DEVEREAUX P J, SESSLER D I, LONGO D L. Cardiac complications in patients undergoing major noncardiac surgery [J]. N Engl J Med, 2015, 373 (23): 2258-2269.

[6] WIJEYSUNDERA D N, PEARSE R M, SHULMAN M A, et al. Assessment of functional capacity before major non-cardiac surgery: an international, prospective

cohort study[J]. Lancet, 2018, 391(10140): 2631-2640.

[7] FISCHER J P, SHANG E K, NELSON J A, et al. Patterns of preoperative laboratory testing in patients undergoing outpatient plastic surgery procedures[J]. Aesthet Surg J, 2014, 34(1): 133-141.

[8] COOPER M, NEWMAN N A, IBRAHIM A M, et al. Unnecessary tests and procedures in patients presenting with solid tumors of the pancreas[J]. J Gastrointest Surg, 2013, 17(7): 1218-1223.

[9] SMILOWITZ N R, BERGER J S. Perioperative cardiovascular risk assessment and management for noncardiac surgery: a review[J]. JAMA, 2020, 324(3): 279-290.

第三节　围手术期药物管理

　　大部分需要外科手术的患者在围手术期定期服用药物治疗慢性系统性疾病，临床医师经常必须为其制订相应药物的围手术期应用方案，包括是否继续服用、剂量，停药时机，停药方式、时间长短，以及是否需要其他方案替代该药物等。但是目前为止，临床上关于围手术期用药的相关研究数据很少。这也导致了不同的麻醉科医师对于某些药物在围手术期的应用方案推荐差异很大。决定患者长期使用的药物是否应该在围手术期里继续下去的数据很少。

　　本节重点介绍围手术期常用药物、对围手术期存在影响的药物，及可能会有麻醉药物存在相互作用的药物，基于现有研究结果和指南，做出相关推荐。

一、用药管理原则

（1）所有涉及患者治疗的临床医师（包括内科医师、外科医师、麻醉科医师）都应当准确核实患者的用药史，包括使用药物的种类、剂型、剂量等。应当包括所有非处方药和草药/补充药物以及处方药。此外，患者的其他相关信息（包括酒精、尼古丁和违禁药品）也应查明。

（2）已知如果突然停药会造成疾病复发或急性发作的药物在围手术期应当继续使用或在可行的情况下逐渐减量。当由于胃肠功能损害或经口摄入受限的情况下，应采用静脉给药、经皮给药或经黏膜给药替代。可能增加麻醉或手术并发症风险并且短期内并非必需的药物在整个围手术期应暂停使用。

（3）不符合上述原则的药物可以根据临床判断暂停或继续。

（4）围手术期在相对较短时间内大量用药会增加药物之间相互作用风险。

（5）药物及其代谢产物的代谢和消除在围手术期可能会有所改变。比如，由于内脏血流量的变化和水肿可能会导致胃肠道对口服药的吸收减弱。

二、心血管系统药物

（一）β受体阻滞剂

尽管β受体阻滞剂能够降低围手术期心肌梗死的发生率，其副作用包括临床意义的低血压、缺血性脑卒中也是必须引起临床重视的。因此对于无明确用药指征的患者,并不推荐术前开始应用β受体阻滞剂。

1. 目前尚未使用β受体阻滞剂的患者 基于 1990 年的两项小规模多中心研究,β受体阻滞剂被推荐用于心血管疾病患者行非心脏手术的围手术期治疗。而在 2008 年,一项关于围手术期缺血评估(PeriOperative Ischemia Evaluation,POISE)试验指出,围手术期开始应用美托洛尔能够降低术后心肌梗死的发生率,但是术后有临床意义的低血压、缺血性脑卒中发生率和死亡率明显增高。此后,β受体阻滞剂的围手术期应用率一直呈下降趋势,但是在行血管手术及改良心脏风险指数(revised cardiac risk index,RCRI)评分 2 分及以上的患者中,在围手术期开始应用β受体阻滞剂的患者仍然较多,而临近手术也是起始β受体阻滞剂治疗的原因。有研究指出,β受体阻滞剂对于合并 3~4 项危险因素行非心脏手术的患者能够明确降低其死亡率,而对于仅合并 1~2 项危险因素的患者,β阻滞剂并没有明确作用,而对于不合并危险因素的行非心脏手术的患者而言,β受体阻滞剂能够引起死亡率的增加。

对于有明确用药指征的患者,尽管β受体阻滞剂被推荐在非心脏手术前至少数天至数周内开始应用,但是术前需要开始应用的最短时限仍不明确。术前 1~7 天内开始应用β受体阻滞剂能够降低非致死性心肌梗死发生率但却能够增加术后卒中、低血压、心动过缓的发生率及死亡率。因此建议不要手术前数小时开始应用,必要时可以推迟手术时间。

2014 年 ACC/AHA 临床指南，将行非心脏手术的高危患者围手术期应用 β 受体阻滞剂仅作为 IIb 级推荐。目前指南仅将长期使用 β 受体阻滞剂的患者围手术期继续用药作为 I 级推荐，并且指出 β 阻滞剂不能在术前一天启用或者突然增加剂量。同时不论何时启动治疗，均需严密监测所有患者的心率和血压，及时给予对症处理，以避免低血压、心动过缓对高风险患者的结局造成不良影响。

2. 正在服用 β 受体阻滞剂的患者 由于 β 受体阻滞剂具有明确的心脏保护作用，临床上推荐使用 β 受体阻滞剂控制高血压、心房颤动、心力衰竭或既往有心肌梗死的患者在围手术期继续用药。尽管存在围手术期脑卒中和死亡率上升的担忧，但并无证据显示停用这些药物是有益的。同时，不推荐在围手术期调整 β 受体阻滞剂的种类，因为并没有证据证明某一种药物的优越性。

POISE 试验中，安慰剂组有 9.7% 的患者发生了有临床意义的低血压。低血压的发生可能提示围手术期患者的 β 受体阻滞剂有效剂量减小，因此医师可以考虑在手术后最初的 48h 内降低剂量。在整个围手术期，均应严密调控 β 受体阻滞剂的剂量，以将血压和心率维持在患者缺血阈值以上。

对于收缩性心力衰竭的患者而言，β 受体阻滞剂充分起效可能需要数周左右的时间，因此，仅对于不合并急性失代偿心力衰竭的患者，并且术前已开始应用 β 受体阻滞剂，推荐条件允许情况下推迟手术时机。对于必须尽快进行的手术，我们宁愿推迟使用 β 受体阻滞剂。

（二）血管紧张素转化酶抑制剂与血管紧张素Ⅱ受体阻滞剂

血管紧张素转化酶抑制剂（angiotensin converting enzyme inhibitor，ACEI）类药物抑制血管紧张素Ⅰ向血管紧张素Ⅱ转化，同时减少醛固酮分泌，从而减少钠潴留。临床医师经常将肾素 - 血管紧张素 - 醛固酮系统（renin-angiotensin-aldosterone system，RAAS）拮抗剂包括血管紧张素转换酶抑制药 ACEI，血管紧张素Ⅱ受体阻滞剂（angiotensin receptor blocker，ARB），用于高血压、充血性心力衰竭、糖尿病肾病的治疗。然而对于将要手术的患者而言，究竟是否应该在术前当天停服此类药物仍然存在争议。提倡术前停服此类药物的医师认为，全身麻醉手术过程中，对于RAAS 的抑制能够导致严重的、难以纠正的（单纯依靠静脉补液治疗）低血压，因而需要应用血管活性药物。但是不恰当的停药也会带来不良后果，例如术后显著高血压。目前临床研究所得结论如下：

一项荟萃分析的综合研究结果提示，术前继续服用 ACEI/ARB 类药物的患者术中或者麻醉诱导后短时间内发生低血压需要应用血管活性药物纠正的风险更高。但是 ACEI 类药物的应用并不会引起围手术期心肌梗死的发生率的改变。也有研究表明，在手术 10h 内停止使用 ACEI 或 ARB 的患者出现中度诱导后低血压的概率降低，然而，严重低血压或者需要血管升压类药物的病例没有变化。

另一项研究中，冠状动脉旁路移植术（coronary artery bypass grafting，CABG）的患者围

手术期应用 ACEI 类药物能够起到心肌保护的作用。接受术前 ACEI 类药物治疗的患者相较于未服用 ACEI 类药物的患者术后心肌肌钙蛋白峰值明显偏低。其他与心肌肌钙蛋白升高相关的因素包括女性患者，急诊手术，远端血管吻合数及血管阻断时间。此外，服用 ACEI 类药物的患者术后心肌梗死及低心排血量综合征的发生率明显较低。而 CABG 术后停用 ACEI 类药物与住院期间非致死性缺血事件发生相关，而术后继续应用 ACEI 类药物能够改善临床预后。

由于 ACEI 能够增加局部组织的缓激肽浓度，而气道对缓激肽较敏感，因此，咳嗽，血管神经性水肿，支气管痉挛是 ACEI 最常见的并发症。但是在一项回顾性的研究中发现术前 ACEI 类药物应用与术中和术后的呼吸道并发症并无明确相关，同时 ACEI 类药物并没有引起术后 30 天死亡率增高。

综上，目前研究表明，术前持续使用 RAAS 抑制剂会增加围手术期顽固性低血压风险，但是并无证据表明其会增加术后心肌梗死发生率或死亡率，同时也有利于避免术后高血压的发生。虽然目前指南尚无明确推荐意见，但是绝大多数麻醉科医师倾向于患者术前 10h 内停止使用 ACEI 或 ARB（药物控制心力衰竭患者除外）。术后血压不稳的患者推荐使用更短效的药物替代，以改善临床预后，降低并发症发生风险。

（三）钙通道阻滞剂

钙通道阻滞剂对心脏有负性肌力、负性频率、负性传导的作用，同时能够舒张血管平滑肌，以动脉为主，冠状血管对于钙通道阻滞剂较为敏感,因而被用于治疗心绞痛及外周血管痉挛性疾病。同时,钙通道阻滞剂还被证实能够稳定红细胞膜,降低红细胞膜脆性,抑制血栓素 A2 的产生和由二磷酸腺苷、5- 羟色胺(5-hydroxytryptamine,5-HT)引起的血小板聚集。但是关于围手术期应用钙通道阻滞剂的相关风险与获益的资料有限。一项纳入了 1 007 名患者的荟萃分析表明,接受非心脏外科手术的患者围手术期应用钙通道阻滞剂能够降低心肌缺血和房性心律失常的发生率。同时一项观察性的研究也指出,接受心脏手术的患者中,持续应用钙通道阻滞剂能够降低术后死亡率。

钙通道阻滞剂与麻醉药物之间没有严重的相互作用,并且通常较少发生停药反应。对于钙通道阻滞剂的应用是否会导致患者出血风险增加,目前的研究并没有得出一致结论。

基于目前研究结果,钙通道阻滞剂的围手术期应用是相对安全的,并且理论上能够获益。因此推荐术前应用钙通道阻滞剂的患者围手术期继续用药。对于围手术期不能耐受口服药物的患者,可以静脉给予地尔硫䓬。

(四)α₂ 肾上腺素受体激动剂

可乐定,通过激动延髓孤束核抑制性神经元 α₂ 肾上腺素受体,而减少血管运动中枢交感冲动,从而使外周交感神经活性降低。因其中枢作用的交感神经阻滞作用,在围手术期应用可能改善患者临床结局。POISE Ⅱ试验研究表明,对于冠状动脉粥样硬化性心脏病患者围手术期预防性应用可乐定相较于安慰剂,能够明显降低术后心肌缺血事件的发生率,及术后 2 年的病死率。同时围手术期继续应用 α_2 肾上腺素受体激动剂还可能存在其他潜在获益，如减少气管插管和外科手术导致的应激，辅助镇静、抗焦虑、减少寒战发生等。在可乐定口服剂量较大（>0.8mg/d）的患者中，突然停药可能导致反跳性高血压。甲基多巴的停药症状发生率较低，与其起效较慢相关。鉴于围手术期继续应用 α_2 肾上腺素受体激动剂可能导致的不良后果及其潜在获益，推荐在围手术期继续应用这类药物。对于术后 12h 内不能恢复口服药物的患者，需要在术前口服可乐定逐渐减量的同时加用等效剂量的经皮可乐定。而恢复口服剂量时，也应考虑到经皮应用的可乐定作用时间。

三、呼吸系统用药

（一）糖皮质激素

对于依靠糖皮质激素（皮质类固醇）维持治疗肺部疾病的患者，突然停药有可能导致肾上腺功能不全，尤其是在手术相关的应激情况下。糖皮质激素的使用能够维持患者的最佳肺功能。

在一项前瞻性研究中，控制不良的严重支气管痉挛的患者，术前 5 天口服类固醇联合吸入短效 β_2 受体激动剂，可以显著降低插管后支气管痉挛发生率。同时，有研究表明，哮喘患者围手术期应用糖皮质激素治疗，并不会增加术后感染、切口感染、愈合不良，及持续哮喘状态的发生率。

目前仍然缺乏相关的临床指南，但是推荐哮喘等呼吸系统疾病患者术前用药应该持续至手术当天（氨茶碱除外），吸入性糖皮质激素等术前持续用药能够显著降低术后肺部并发症的发生率。对于拟行高危手术（包括胸外科手术、上腹部手术、开放动脉瘤修补术、神经外科手术、头颈部外科手术）、哮喘控制不佳、需要气管插管辅助通气的患者，推荐使用糖皮质激素替代治疗，用法包括口服泼尼松 40mg/d，连续 5 天，对于不能耐受口服药物的患者，可以静脉给予氢化可的松 100mg，每 8 小时用药 1 次。

对于口服泼尼松大于 20mg/d，或者其等效剂量的甲泼尼龙、地塞米松、氢化可的松，在术前 6 个月内连续用药时间大于 3 周的患者，临床认为该药物剂量可能抑制下丘脑-垂体-肾上腺轴功能。因此，推荐此类患者麻醉诱导前，静脉给予糖皮质激素替代治疗，以防肾上腺功能不全。

（二）吸入性 β_2 受体激动剂与抗胆碱能药

短效支气管舒张剂包括短效 β 受体激动剂和抗胆碱药物，二者既可以单独用药也可以联合用于改善慢性阻塞性肺疾病（chronic obstructive pulmonary disease，COPD）患者肺功能和呼吸系统症状，联合用药的效果优于单一用药。COPD 是明确与术后肺部并发症相关的疾病，因此 COPD 患者术前治疗应当将患者呼吸系统功能调整到最佳状态。据发现，用于控制阻塞性肺疾病的吸入性药物，如 β_2 受体激动剂和抗胆碱能药能降低哮喘和慢性阻塞性肺疾病患者术后肺部并发症的发病率，并且应在围手术期继续使用。吸入性 β_2 受体激动剂和抗胆碱能药通常在手术当日早晨给药。在不能使用计量吸入器的情况下，可以通过雾化器或呼吸机管路给药。

（三）茶碱

目前并没有研究证实围手术期茶碱应用能

否减少肺部并发症,但是,茶碱浓度一旦超过治疗范围就可能引起严重的心律失常和神经毒性,同时其代谢会受到围手术期多种药物的影响,因此推荐手术前一天暂停使用茶碱类药物,可以用吸入性 β_2 受体激动剂、糖皮质激素及抗胆碱药物替代。

(四)白三烯抑制剂

白三烯抑制剂有助于控制哮喘症状,但并不被用于急性期的治疗。这些药物的消除半衰期相对较短,但是其对哮喘症状和肺功能的作用会在停止治疗后持续长达 3 周。目前尚无证据表明突然停药后会出现停药反应。也没有研究证实其与麻醉药物之前有相互作用。因此,推荐在手术当日早晨给予患者白三烯抑制剂,术后待患者能耐受口服药物时再恢复使用。

四、内分泌系统用药

(一)口服降糖药和非胰岛素注射剂

对于使用口服降糖药或非胰岛素注射剂治疗的 2 型糖尿病患者,建议在手术当日早晨,停止使用口服降糖药和非胰岛素注射药物。大多数使用口服降糖药或非胰岛素注射剂血糖控制良好的患者($HbA_1C <7.0\%$),短时间手术一般不需要使用胰岛素。也可以根据指尖血糖检测结果决定是否需要给予短效或者速效胰岛素皮下注射。对于危重病、使用血管加压素或低血压患者,应该采集静脉或动脉血监测血糖水平。大多数降糖药可以在术后患者恢复进食时重新开始使用,但是疑似肾灌注不足的患者应该推迟使用二甲双胍直至证实足够的肾功能恢复。

（二）胰岛素

一般来说，对于时间不长且不复杂的手术（如错过的进餐不超过 2 次时），使用胰岛素的患者可在围手术期继续皮下注射胰岛素。

对于由于短小手术原因，患者不能进食早餐，而中餐和晚餐不受影响的情况下，可能需要推迟平常晨起注射胰岛素（短效或速效胰岛素）的时间，至术后首次进食前。但是，对于只需一日注射 1 次长效胰岛素或使用胰岛素泵的患者，可不改变常规治疗方案，前提是基础胰岛素剂量已经调整精确。一些临床医师推荐在术前 1～2 日会将使用长效胰岛素转换为中效胰岛素治疗，因为认为前者会增加低血糖的潜在风险且使用后者可更加迅速地观察到剂量改变的影响。然而，如果基础胰岛素用量已经过正确校准，对禁食禁饮且静脉给予葡萄糖的患者继续给予长效胰岛素治疗是合理的。值得注意的是，即使在没有经口进食的情况下，基础代谢也需要利用机体大约 1/2 的胰岛素；因此，即使患者不进食，也应该继续使用一些胰岛素。尤其对于 1 型糖尿病患者，适当给予胰岛素替代治疗能够预防酮症酸中毒。

对于时间长且复杂的手术（如 CABG、肾移植或长时间的神经外科手术）通常需要静脉注射胰岛素，通常采用胰岛素、葡萄糖和钾的混合溶液。研究表明静脉注射胰岛素治疗相较于皮下注射，患者血糖水平更加稳定。同时，由于静脉用胰岛素半衰期很短，所以更容易调整剂量，精准控制血糖。但是治疗期间需要密切监测血糖，频率至少在 1 次 /h，尽量采用静脉或动脉血糖进行检测，并注意维持内环境稳定。

五、影响凝血功能用药

(一)阿司匹林

阿司匹林通过抑制血小板环氧化酶(cyclooxygenase,COX)来预防血栓形成,其副作用则是导致术中失血和出血相关并发症。但是有研究表明对于合并基础心血管疾病的患者而言,停用阿司匹林治疗超过 5 天,则可能会增加急性冠脉综合征及脑卒中的发生风险。也有观察性研究提示接受 CABG 或外周动脉疾病介入治疗的患者手术前停用阿司匹林,住院死亡率增加。

对于正使用阿司匹林的患者,围手术期继续或停止用药应当取决于其围手术期出血与血栓风险之间的平衡。2012 年 ACCP 指南建议有心血管事件中度到高度风险的患者进行非心脏手术时,在围手术期继续使用阿司匹林,同时,对于心血管事件风险低的患者,应在手术前 7~10 天停用阿司匹林(阿司匹林对血小板的抑制作用不可逆,停药时间过短,凝血功能可能尚未恢复)。对于中枢神经系统手术等,一旦发生出血事件会带来灾难性后果的,患者应在术前停用阿司匹林。而大多数接受白内障手术或小型牙科手术或皮肤手术的患者仍可继续安全地使用阿司匹林。2008年 ACCP 关于抗血栓形成治疗的指南推荐,在充分止血的情况下,可在术后第 2 天清晨恢复使用阿司匹林。

(二)其他抗血小板药物

血小板 P2Y12 受体阻滞剂,包括氯吡格雷、普拉格雷、替格瑞洛用于既往曾发生过脑血管事件、新近急性冠状动脉综合征或者最近实施过经皮冠状动脉或血管支架介入治疗的患者。

有些患者同时使用阿司匹林和血小板受体阻滞剂双联用药预防冠状动脉支架内血栓形成。过早停用双联抗血小板用药会导致支架血栓形成风险增加。因此，除了紧急情况之外，我们推荐延迟择期手术至完成双联抗血小板治疗的最短疗程。

若为限期手术，则需要咨询心内科和外科医师，评估血栓和出血的风险，如果大出血的风险高于支架内血栓形成的风险，则应当停用血小板受体阻滞剂，但停药时间应尽可能缩短。氯吡格雷、替格瑞洛应在术前至少 5 天停用，普拉格雷应在术前至少 7 天停用。并在术后尽早恢复此类药物应用。在这种情况下，我们建议在具备 24h 介入心脏手术的医疗中心进行手术。如果可能，应在此期间继续使用阿司匹林。对于继续使用双重抗血小板治疗但是已经达到其支架类型所需最短疗程的患者，可停用 P2Y12 受体阻滞剂，实施手术，并在手术后恢复使用该受体阻滞剂。

目前并没有关于在围手术期继续使用双嘧达莫的安全性数据。如果停药，则药物应该在手术前至少 2 天停用。是否停药同样需要权衡血栓和出血的风险。

（三）NSAIDs

NSAIDs 的抗血小板效应是由于对 COX 的可逆抑制作用，导致血栓素 A2（thromboxane A2，TxA2）的生成减少，起到抗血小板效应，因而可能增加围手术期出血的风险。围手术期是否需要停用 NSAIDs 类药物需要充分考虑出血和疼痛的利弊。对于长期服用 COX-2 抑制剂的患者而言，围手术期可以考虑继续用药，因为其对血小板的功能影响甚微。但绝大多数的 NSAIDs 类药物而言，停药后 3 天血小板功能可恢复正常，因此通常应至少于术前 3 天停药。非乙酰化 NSAIDs 不会抑制血小板功能（二氟尼柳、三水杨酸胆碱镁、双水杨酯）可以在围手术期继续使用，并且或许可以考虑将其作为其他 NSAIDs 的替代药物用于疼痛控制，但是需要注意的是，非乙酰化 NSAIDs 起效较慢。

此外，所有 NSAIDs，包括选择性（COX-2）及非选择性 NSAIDs，都有可能增加心血管并发症的风险，包括导致缺血性心脏病、心力衰竭、血压增高、心房纤颤等，并呈剂量依赖性。虽然缺血事件包括心肌梗死的发生率很低，但是在不同的药物之间仍然有所差异。急性心肌梗死、不稳定型心绞痛及既往有心肌梗死病史的患者，在 CABG 围手术期应当避免使用昔布类药物。同时，对于心力衰竭患者，昔布类和非选择性 NSAIDs 类药物均应避免应用，因为二者都有可能加重心力衰竭以及引发其他心血管并发症。

（四）口服抗凝药物

1. 华法林 与其他抗凝药物一样，围手术期是否中断需要华法林的治疗要充分结合患者个人情况、所行手术、抗凝方案，权衡出血与栓塞的风险后进行决策。有高血栓栓塞风险的患者应将停止抗凝时间缩短到最大程度，同时要考虑是否需要过渡治疗，即短效抗凝剂（如低分子肝素）在围手术期替代长效抗凝剂（华法林）。在一些紧急情况中，凝血酶原复合物、血浆等可以用于围手术期大出血或急诊手术中纠正患者凝血功能紊乱。

2. 达比加群　在肾功能正常或轻度受损（肌酐清除率 >50ml/min）的患者，达比加群可以在术前 2～3 天停药，对于肾功能受损程度较严重的患者（肌酐清除率在 30～50ml/min），达比加群需要在术前 2～4 天停药，术前出血风险越高的患者可能需要停药的间隔越长。常规的凝血功能检测并不能够证实达比加群的抗凝血作用是否已经完全消除。通常来说，短期停用达比加群的患者不需要过渡抗凝治疗，仅对于那些高栓塞风险的或者需要延长停用达比加群时间（胃肠功能不允许口服药物）的患者才考虑应用替代治疗。当术后患者恢复血流动力学稳定以后，应当重新开始达比加群抗凝治疗，剂量与术前相同。对于低出血风险的患者，推荐在术后第 1 天重新启用达比加群治疗，而对于高出血风险的患者推荐推迟 2～3 天，或者有必要的话在术后的前 2 天可以减少达比加群剂量或在此期间预防性应用低分子肝素。

六、精神药物

使用精神药物患者的围手术期用药管理随使用的药物种类和精神疾病的严重程度而有所不同。术前应用锂盐、单胺氧化酶抑制剂、三环类抗抑郁药及氯氮平的患者，其药物间的相互作用显著增加围手术期相关风险。这些药物是否应该停用需要充分考虑到患者的生理状态、手术的类型、麻醉方式、服用精神药物的种类、可能的停药反应,精神症状再发,为每个患者制订不同的围手术期用药方案和麻醉方案,同时需要加强围手术期监护。

(一)三环类抗抑郁药

三环类抗抑郁药通过抑制突触前膜对于去甲肾上腺素和 5-HT 的再摄取发挥作用。同时还具有抗组胺、抗胆碱能及 α_1 受体阻滞作用,其抗胆碱能作用可能导致动力性肠梗阻,青光眼及术后谵妄。所有的三环类抗抑郁药均能够降低癫痫发作阈值,同时可能影响 QT 间期,导致心律失常。其停药反应包括失眠、恶心、头痛、唾液及汗液分泌增多、躁狂、震颤麻痹等,并且如果可能应尽量避免突然停药。

三环类抗抑郁药能增强去甲肾上腺素和肾上腺素的全身性升压效应,其抑制去甲肾的再摄取作用可以导致高血压危象的发生,同时如果服用三环类抗抑郁药物的患者麻醉期间出现难治性低血压,推荐应用间接起作用的肾上腺素能受体激动剂。

通常推荐在整个围手术期继续使用三环类抗抑郁药,特别是对于中到重度抑郁的患者,或使用大剂量并且无心脏疾病的患者,但是在围手术期需要更加重视监测心律失常。对于用药量较小的患者,或者围手术期心律失常风险较高的患者,应在充分考虑患者精神症状稳定性的前提下,于术前 7~14 天逐渐减量至停药,以避免加重患者的抑郁。不同的三环类抗抑郁药的消除半衰期从 1~3 天不等或更长时间。

(二)选择性 5-HT 再摄取抑制剂

选择性 5-HT 再摄取抑制剂(selective serotonin

reuptake inhibitor, SSRI) 主要通过抑制 5-HT 的再摄取而增强其生理作用, 停药反应包括眩晕、嗜睡、心悸、胃肠反应、流感样症状、感知障碍、睡眠紊乱、焦虑、躁动等。其消除半衰期越短的药物停药反应可能越明显, 因此应当尽力避免突然停用短效 SSRI。

5-HT 的副作用包括胃肠道症状、头痛、失眠。除胃肠道症状以外 (发生率为 5%～10%), 其他症状的发生率较低。同时, 服用 SSRI 类药物可能会增加胃肠道出血的风险 (与服用 NSAIDs 类药物相当)。因此如果同时服用 NSAIDs 类药物, 其胃肠道出血风险会增加。尽管目前没有研究明确表明 SSRI 与麻醉药物的相互作用, 但是其与哌替啶、喷他佐辛、曲马多等同时应用可能导致 5-HT 综合征。因此, 需要避免。

对于大多数患者, 我们推荐在围手术期继续 SSRI 治疗。围手术期停用 SSRI 的决定应在出血事件和基础精神障碍的严重程度之间力求平衡。对于接受有重大术后出血风险可能导致显著并发症的手术 (如中枢神经系统手术) 的患者, 或者需要持续抗血小板治疗以进行二级预防的患者 (例如, 阿司匹林和噻吩吡啶用于药物释放心脏支架), 应考虑在术前数周开始逐渐减少 SSRI 的剂量直至停药, 并开始一种替代的抗抑郁疗法, 如果可能请咨询精神病医师。有严重心境障碍的患者以及有低到中度出血风险的手术患者通常应在手术期间继续使用 SSRI。

(三) 单胺氧化酶抑制剂

相较于其他抗抑郁药, 非可逆单胺氧化酶抑制剂 (monoamine oxidase inhibitors, MAOIs) 较少应用于抑郁症的治疗，主要被应用于可能有停药和抑郁发作风险的难治性心境障碍患者。MAOIs通过抑制单胺氧化酶（monoamine oxidase，MAO）降解突触间隙的去甲肾上腺素和 5-HT 起作用。MAOIs 和麻醉药物之间的相互作用比较复杂，对于血压和中枢神经系统都存在双重影响。与间接作用的拟交感神经药物，如麻黄素、间羟胺等，共同应用，通过促进细胞内贮存的去甲肾上腺素释放而触发严重的、致命的高血压危象。对于直接起作用的拟交感神经药物，包括去甲肾上腺素、肾上腺素、异丙肾上腺素是相对安全。然而也有动物试验指出，甲氯苯酰胺能够使肾上腺素的升压作用增强 3 倍。由于硬膜外麻醉和腰麻能够阻滞交感神经系统，因此，应用 MAOIs 的患者应该禁用以上两种麻醉方式。

对于中枢神经系统的影响有两种类型：Ⅰ型反应表现为兴奋为主，可能是由于中枢 5-HT 能过度活跃，即：5-HT 综合征（激越、头痛、发热、癫痫发作，并可能出现昏迷和死亡），由于哌替啶、喷他佐辛、右美沙芬等药物能够抑制突触前膜对于 5-HT 的再摄取，应该禁用。因此，对于应用 MAOIs 的患者其安全麻醉方法推荐避免应用哌替啶、右美沙芬，推荐使用吗啡和芬太尼。尽早发现 5-HT 综合征有利于改善患者预后。Ⅱ型反应表现为抑制为主（镇静、呼吸抑制以及心血管衰竭），可能与肝脏微粒体酶受抑制而导致的麻醉药物体内蓄积有关。对于应用非可逆性 MAOIs 的患者术前需要至少停药 2 周以恢复正常 MAO 代谢，但是在这类患者中仍然有报道表明吗啡能够诱发患者Ⅱ型反应，因此建议术前严格停用此类药物,但是也要同时考虑到其停药反应的可能。

对于精神疾病患者,突然停用 MAOIs 可能导致严重的停药反应,包括严重的抑郁、自杀倾向、幻觉、妄想等。因此推荐应用非可逆 MAOIs 的患者在术前数周将其调整为可逆性 MAOIs,从而缩短停药间期,如甲氯苯酰胺停药 16h 即可使 MAO 恢复活性,目前研究中,手术当天停用甲氯苯酰胺的患者并没有其停药反应的报道。围手术期用药方案需要麻醉科医师与精神科医师共同制订。当同时满足以下两项标准时,推荐继续使用 MAOIs:①安全麻醉技术适用可行;②精神科医师认为暂时停用该药会加剧或促发抑郁综合征。不能同时满足以上两项标准的患者,均推荐在手术前暂停使用 MAOIs。很多 MAOIs 都是不可逆的,而且需要停药后 2 周才能恢复 MAO 功能。因此,患者应该在择期手术前 2 周逐渐减量直至停药。在围手术期,可采用替代的抗抑郁药物疗法,例如三环类抗抑郁药或 SSRI 疗法。如果在围手术期继续使用 MAOIs 的患者,需要避免摄入含有丰富酪胺的食物,同时避免一切高血压危象的诱因。同时需要密切监测术中和围手术期的药物相互作用。

(四)抗焦虑药

对于长期应用苯二氮䓬类药物的患者,突然停药可能导致过度兴奋,伴有高血压、易激惹、谵妄、癫痫发作,由于其活性代谢产物,因而停药反应可发生于停药后数日至数周。苯二氮䓬类药物短期用于减缓术前焦虑,并且在围手术期结合适当地监测通常是安全的。可能会出现与围手术期麻醉剂以及镇静剂的作用相叠加或者产生耐受。丁螺环酮的围手术期应用也相对安全，与右美托咪定联用能够降低术中寒战阈值，只有很小的镇静作用，不会导致呼吸抑制，但是不推荐与哌替啶和曲马多联用。因此推荐长期使用苯二氮䓬类药或丁螺环酮抗焦虑治疗的患者在围手术期继续使用。

（五）抗癫痫药

手术中出现的严重运动性癫痫发作会增加并发症发病率和死亡率。已知有癫痫疾病的患者应在围手术期继续使用抗癫痫药。苯妥英钠、苯巴比妥的治疗指数均较窄，而且改变的器官功能以及药物相互作用都可能导致相关的毒性。围手术期的血药监测可能有用。有些经典抗癫痫药（例如，卡马西平、苯妥英钠、苯巴比妥）能诱导肝脏药物代谢，故需要密切注意药物的相互作用。

（六）长期阿片类药物治疗

突然停用长期使用的阿片类药物可能导致停药症状，包括腹部绞痛、恶心、呕吐、腹泻、失眠、焦虑、易激惹、体温不稳定、发汗和流涎。长期使用阿片类药物治疗慢性疼痛的患者由于可能存在阿片类药物交叉耐受和痛觉过敏，因此需要在围手术期继续使用这些药物的基础上辅助以其他类型的阿片或非阿片类药物。同时需要避免应用混合型阿片受体激动-拮抗剂镇痛药，比如喷他佐辛、纳布啡、布托啡诺，因其可能诱发急性戒断反应。并且，对大多数患者来说，应避免使用固定剂量的对乙酰氨基酚和某些阿片类药物的复方制剂（如氨酚羟考酮），因为患者对于阿片类药物剂量的需求可能较高,从而使对乙酰氨基酚对患者造成肝损害。

同时对于长期应用美沙酮治疗慢性疼痛或药物依赖的患者,推荐于术后尽快恢复其术前的美沙酮剂量,并根据需求采用自控镇痛泵以术后镇痛。药物的安全剂量相较于此类患者而言可能较高,因其对可能的副作用(如呼吸抑制)已经耐受。

参 考 文 献

[1] DUMINDA N, SCOTT BEATTIE, HARINDRA C. Duration of preoperative β-blockade and outcomes after major elective noncardiac surgery [J]. Can J Cardiol, 2014, 30(2): 212-223.

[2] PATORNO E, WANG S V, SCHNEEWEISS S, et al. Patterns of β-blocker initiation in patients undergoing intermediate to high-risk noncardiac surgery[J]. Am Heart J, 2015, 170(4): 812-820.

[3] WIJEYSUNDERA D N, DUNCAN D, NKONDE-PRICE C, et al. Perioperative beta blockade in noncardiac surgery: a systematic review for the 2014 ACC/AHA guideline on perioperative cardiovascular evaluation and management of patients undergoing noncardiac surgery: a report of the American College of Cardiology/American Heart Association Task Force on practice guidelines[J]. J Am Coll Cardiol, 2014, 64(22): 2406-2425.

[4] EAGLE K A, VAISHNAVA P, FROEHLICH JB. Perioperative cardiovascular care for patients undergoing noncardiac surgical intervention[J]. JAMA Intern

Med, 2015, 175 (5): 835-839.

[5] CHEUNG C C, MARTYN A, CAMPNELL N, et al. Predictors of intraoperative hypotension and bradycardia [J]. Am J Med, 2015, 128 (5): 532-538.

[6] FRIEDELL M L, VAN WAY C W, FREYBERG R W, et al. β-Blockade and operative mortality in noncardiac surgery harmful or helpful? [J]. JAMA Surg, 2015, 150 (7): 658-663.

[7] YANG Y F, ZHU Y J, LONG Y Q, et al. Withholding vs. continuing angiotensin-converting enzyme inhibitors or angiotensin receptor blockers before non-cardiac surgery in older patients: study protocol for a multicenter randomized controlled trial [J]. Front Med (Lausanne), 2021, 8: 654700.

[8] HOLLMANN C, FERNANDES N L, BICCARD B M. A systematic review of outcomes associated with withholding or continuing angiotensin-converting enzyme inhibitors and angiotensin receptor blockers before noncardiac surgery [J]. Anesth Analg, 2018, 127 (3): 678-687.

[9] WOOLARD A A, EHRENFELD J M, EAGLE S S, et al. A retrospective study showing the extent of compliance with perioperative guidelines in patients with coronary stents with regard to double antiplatelet therapy [J]. J Clin Anesth, 2016, 33: 179-184.

[10] TAFUR A., DOUKETIS J. Perioperative management of anticoagulant and antiplatelet therapy [J]. Heart, 2018, 104 (17): 1461-1467.

[11] HOLLMANN C, FERNANDES N L, BICCARD B M. A systematic review of outcomes associated with

withholding or continuing angiotensin-converting enzyme inhibitors and angiotensin receptor blockers before noncardiac surgery[J]. Anesth Analg, 2018, 127(3): 678-687.

[12] DOUKETIS J D, SPYROPOULOS A C, MURAD M H, et al. Perioperative management of antithrombotic therapy: an American college of chest physicians clinical practice guideline[J]. Chest, 2022, 162(5): e207-e243.

[13] AUERBACH A D, VITTINGHOFF E, MASELLI J, et al. Perioperative use of selective serotonin reuptake inhibitors and risks for adverse outcomes of surgery[J]. JAMA Intern Med, 2013, 173(12): 1075-1082.

[14] STROMER W, MICHAELI K, SANDNER-KIESLING A. Perioperative pain therapy in opioid abuse[J]. Eur J Anaesthesiol, 2013, 30(2): 55-68.

第四节 围手术期止吐药物应用

一、术后恶心呕吐的危害

术后恶心呕吐（postoperative nausea and vomiting, PONV）作为麻醉后最常见的并发症，是麻醉科医师和患者最关注的问题，有研究表明患者对于 PONV 的恐惧和难忍甚至超过了术后疼痛。而在使用吸入麻醉剂和阿片类药物的全身麻醉术后，不采用任何预防措施的情况下，PONV 的发生率高达 30%。介于近年来麻醉相关并发症和死亡率明显降低，临床上更注重患者体验和满意度。PONV 是影响患者麻醉后苏醒满意度的重要因素,也是多项针对全身麻醉术后苏醒调查评分的重要指标,无论是门诊手术还是住院手术的患者,良好的控制 PONV 都是其从麻醉后监护治疗室(postanesthesia care unit, PACU)转出的必要条件。

　　PONV 的发生能够导致患者术后 PACU 出室时间延迟,住院时间延长及门诊手术室患者非计划住院治疗等,从而引起医疗花费增加。除此之外,尽管发生率很低,但是明确与 PONV 发生率相关的并发症包括吸入性肺炎、严重皮下气肿、气胸、气道损伤、视野缺损等,这些可能只是 PONV 所导致严重后果的冰山一角,明确提示医师们要警惕 PONV 的潜在严重威胁。

二、术后恶心呕吐的危险因素

　　1993 年的一项前瞻性研究中,Apfel 等人运用逻辑分析得出结论:女性、PONV 或晕动症病史、非吸烟人群、术后应用阿片类药物四项为 PONV 的危险因素,每一项危险因素将 PONV 的发生率提高 18%～22%。除此之外,更多的研究显示 PONV 的危险因素包括多个方面(表 3-18),可将其大致分为患者、麻醉、外科手术三个层面。患者层面的危险因素包括:女性,非吸烟人群、PONV 或晕动症病史及遗传易患因素。麻醉方面:吸入性麻醉药物、大剂量新斯的明、术中及术后阿片类药物应用。外科手术层面:手术时间长、不同手术种类(包括神经外科手术、头颈部手术、腹腔镜手术、斜视手术、腹部手术、妇科手术、泌尿外科手术,还可能包括乳腺手术)。但是需要指出的是,手术时间长是否是 PONV 发生的直接诱因并不明确,因为手术时间越长其吸入麻醉剂和阿片类药物的用量越大。儿童患者 PONV 风险的相关研究数据较少，包括：手术时间 >30min，年龄大于 3 岁，斜视手术、PONV 病史、或者患儿的父母兄弟姐妹曾有 PONV 史。Tong J. Gan 等人指出，无论在成人还是儿童患者，PONV 的发生率与其合并危险因素多少明确相关。

表 3-18　成人 PONV 的危险因素

证据分类	危险因素
明确相关	女性
	晕动症或 PONV 病史
	非吸烟人群
	全身麻醉
	吸入麻醉或使用氧化亚氮
	长时间麻醉
	手术类型（腔镜手术、胆囊、妇科手术）
	术后阿片类药物应用
存在争议的	ASA 分级
	月经周期
	麻醉科医师经验丰富与否
	肌松药物拮抗剂的应用
非相关因素或临床证据有限	体重指数
	焦虑
	围手术期禁食水
	偏头痛
	辅助氧疗

PONV：术后恶心呕吐。

三、术后恶心呕吐的治疗

（一）评估术后恶心呕吐风险

目前的指南推荐，在评估患者的 PONV 发生风险（如使用 Apfel 评分）的基础上预防性使用止吐药。

1. PONV 低风险（无危险因素） PONV 低风险患者通常不需要接受 PONV 的预防性治疗。然而，如果患者接受的手术可能会因呕吐而引起一些严重并发症（如胃底折叠术、疝修补术，颅内压升高引起的潜在问题），则预防性使用止呕药是合理的。

2. PONV 中等风险（有 1 项危险因素） PONV 中等风险患者应预防性使用 1 种止吐药物。东莨菪碱透皮贴、地塞米松或阿瑞匹坦都是恰当的选择，因为这些药物的作用均较持久，这也可最大程度地减少迟发性 PONV。

3. PONV 高风险（>1 项危险因素） 对于有 PONV 高风险患者，大多数临床医师会使多种药物（2～3 种）来预防 PONV。此外，如果条件允许，应避免使用吸入麻醉药，并尽量减少术后阿片类药物的用量。广义上说，PONV 的治疗包括药物治疗和非药物治疗。

（二）药物治疗

1. 药物作用机制 呕吐反应受控于大脑的呕吐中枢，迷走神经传入冲动可以激活呕吐中枢和催吐化学感受器（chemoreceptor trigger zone，CTZ）。CTZ 在血脑屏障之外，受多种受体调节。大多数止吐药通过 CTZ 区域内的多种受体发挥作用。介于有多种受体系统调节 PONV，不难推断，联合多种不同作用机制的药物预防或治疗 PONV 相较于单用任意一种药物能够取得更好的疗效。并且，单纯增加某种药物剂量并不能够进一步降低 PONV 发生率，并且可能会增加副反应发生的概率,尤其对于高风险的患者。因此目前推荐多药物联合 PONV 的预防和治疗。从理论上讲,联合应用不同种类的药物对于 PONV 的预防应该起到协同作用,但是现有的研究表明其药效仅为各药物单独应用的叠加,这也使得临床上更加强调对于不同风险分层的患者应该采取不同的用药模式。

在 PONV 发生前抢先给予患者药物治疗(预防性治疗)可显著降低 PONV 的发生率。未接受预防性用药的出现 PONV 的患者或预防用药无效的 PONV 患者,对其进行的治疗称为补救性治疗。

2. 止吐药物分类　可用于预防性或补救性 PONV 治疗的药物类别包括:5-HT 受体拮抗剂、神经激肽 -1(neurokini-1,NK-1)受体拮抗剂、糖皮质激素、抗组胺药物、丁酰苯类药物等,其副反应见表 3-19。

表 3-19　常用止吐药物种类及其副作用

药品类别	副作用
5-HT 受体拮抗剂	头疼、腹泻、便秘、心律失常
NK-1 受体拮抗剂	头晕、腹泻、头痛、乏力
糖皮质激素	头晕、情绪改变、精神紧张
抗组胺药物	意识欠清、黏膜干燥、嗜睡、尿潴留
丁酰苯类	QT 间期延长、低血压、心动过速、锥体外系症状
苯二氮䓬类	镇静、定向障碍

5-HT: 5-羟色胺;NK-1:神经激肽 -1。

(1)5-HT 受体拮抗剂:第一代选择性 5-HT 受体(5-HT$_3$ 受体)拮抗剂是目前最常用于治疗

PONV 的药物，无镇静相关副作用。这类药物既可以用于 PONV 的预防也可以用于补救性治疗。5-HT$_3$ 受体拮抗剂可在外周迷走神经传入纤维水平阻断 5-HT$_3$，也可在中枢化学感受器触发带水平阻断 5-HT$_3$，从而抑制恶心呕吐的发生。目前可用的药物包括昂丹司琼、多拉司琼、格拉司琼和托烷司琼，以上药物疗效近乎相同。

5-HT 综合征，是使用 5-HT$_3$ 受体拮抗剂相关的一种罕见但可能致命的副反应，临床表现主要为心动过速和高血压，重症病例可表现为高热和血压脉搏剧烈波动。大多数报道提示，5-HT 综合征的发生与合并使用 5-HT 能药物相关，如选择性 5-HT 再摄取抑制剂、5-HT 和去甲肾上腺素抑制剂、单胺氧化酶抑制剂等。

此外，心电图 QT 间期延长是第一代 5-HT$_3$ 拮抗剂的剂量依赖性效应，包括昂丹司琼、格拉司琼、多拉司琼。美国食品药品监督管理局（Food and Drug Administration，FDA）建议，静脉给予昂丹司琼的最大剂量不超过 32mg，对于先天性长 QT 综合征的患者应避免使用这些药物，同时对于有心律失常高风险的患者（低钾血症、低镁血症、心力衰竭、寒战以及正在服用其他可能会导致 QT 间期延长的药物的患者）应监测 ECG。用于围手术期预防或治疗的剂量（如昂丹司琼，1～4mg，静脉给药）通常低于用于治疗化疗所致恶心的剂量（如昂丹司琼，8～16mg，静脉给药）；在这些较低的剂量下，QT 间期改变一般较轻微，无临床意义。有研究指出，手术结束时给予昂丹司琼相较于麻醉诱导前给药效果更好，但是多拉司琼的药效不受给药时间的影响。

帕洛诺司琼是第二代 5-HT$_3$ 受体拮抗剂,对 5-HT$_3$ 受体的亲和力更强,半衰期(40h)也比第一代药物(3～9h)更长,对化疗所致的恶心呕吐的效果也优于第一代药物。目前还没有帕洛诺司琼引起 QT 间期延长的报道。与所有 5-HT$_3$ 受体拮抗剂一样,帕洛诺司琼有可能出现 5-HT 综合征这一种罕见的不良反应。比较帕洛诺司琼与第一代药物在围手术期使用的效果的证据很少,但研究显示,对于腹腔镜手术或甲状腺切除术后的 PONV,帕洛诺司琼比昂丹司琼更有效。

对于没有接受过预防性 5-HT$_3$ 受体拮抗剂治疗的 PONV 确诊患者,其需要的补救性静脉剂量比预防性治疗所需的剂量更低。预防性用药:昂丹司琼 4mg;多拉司琼 12.5mg;格拉司琼 0.35～1.5mg;帕洛诺司琼 0.075mg。补救性用药:昂丹司琼 1mg;多拉司琼 12.5mg;格拉司琼 0.1mg;帕洛诺司琼 0.075mg。然而,如果预防性使用某一类药物止吐失败,则患者应使用另一类止吐药物作为补救治疗。

(2)NK-1 受体拮抗剂:阿瑞匹坦作为一种 NK-1 受体拮抗剂,可有效预防 PONV,因其起效时间长,故不推荐于 PONV 补救性治疗。

目前在 2 项大规模多中心试验中,阿瑞匹坦 40～80mg 口服,其在术后 24h 内对于 PONV 预防的全应答率(无呕吐反应及补救用药)等同于昂丹司琼,但是在术后 24～48h 其作用明显优于昂丹司琼。在开颅手术中,阿瑞匹坦 40mg 联合地塞米松的效果明显优于昂丹司琼与地塞米松联用的效果。但是目前阿瑞匹坦尚未常规用于 PONV 的预防性治疗,临床上仅限于化疗诱发的恶心呕吐的治疗。

阿瑞匹坦的药效持续时间长，所以对预防迟发性 PONV 是个不错的选择。然而，考虑到其价格昂贵，一般仅用于一旦发生 PONV 会引起严重临床问题的患者。可以在麻醉诱导前的 3h 以内口服 40mg 的阿瑞匹坦。

（3）糖皮质激素：糖皮质激素（如地塞米松）对于 PONV 的预防明确有效，其机制尚不清楚，可能是通过减轻手术引起的炎症反应相关。荟萃分析显示，预防性使用地塞米松使得 PONV 发生率降低了 50%。推荐 4～5mg 地塞米松在麻醉诱导后静脉给药，而非手术结束前应用，作用等同于 4mg 昂丹司琼。一旦发生了 PONV，地塞米松一般不用于补救性治疗。

目前对于地塞米松围手术期应用安全性的研究尚未得出一致结论，但是大多数研究提示，围手术期单次应用地塞米松并不会增加切口感染风险。考虑到风险获益比，推荐围手术期 4～8mg 地塞米松进行 PONV 的预防。同时近期有研究发现，术前给予 8mg 地塞米松，在健康患者，糖耐量异常患者、2 型糖尿病及肥胖的患者中，术后 6～12h 血糖明显增高。因此建议对于糖耐量异常的患者应当慎用地塞米松。

（4）抗胆碱能药物：抗胆碱能药物，如东莨菪碱透皮剂（transdermal scopolamine，TDS），由于其起效缓慢，所以更常与其他止吐药物联用，作为 PONV 的预防性治疗的辅助用药，而非补救性治疗。

TDS 预防 PONV 的确切机制也不清楚，但该药有可能阻断从前庭神经核到中枢神经系统内更高级中枢以及从网状结构到呕吐中枢的胆碱能神经传递。常见副作用包括视力障碍、口干与头晕。同时，该药应避免用于闭角型青光眼患者。

推荐 TDS 在麻醉诱导前 2~4h 用药，将透皮贴（1.5mg，3 日释放 1mg）贴于耳后。一般在手术结束后 24h 将其取下，同时建议患者和医护人员在取下透皮贴后彻底清洗双手，以免药物残留。

（5）抗组胺药：抗组胺药茶苯海明是具有明确止吐作用的抗组胺药，推荐 1mg/kg 静脉给药，与安慰剂对照的研究中证实，茶苯海明与 5-HT$_3$ 受体拮抗剂、地塞米松、氟哌利多的效果相同，但是关于给药时机和相关副反应并无明确结论。

（6）丁酰苯类：氟哌利多属于丁酰苯类，手术结束前静脉给予 0.625~1.25mg 能够有效预防 PONV。介于 2001 年美国 FDA 限制了氟哌利多的临床应用，但是近期的临床研究表明，氟哌利多的预防剂量并不会引发严重心血管事件，同时与昂丹司琼联用有明确的 PONV 预防作用，且昂丹司琼不会加重氟哌利多引起的 QT 间期延长，因此，近期一项研究指出许多欧洲国家，都将氟哌利多常规作为止吐药物应用。

（7）苯二氮䓬类：咪达唑仑相对于安慰剂能够明显降低 PONV 发生率。研究显示手术结束前 30min 给予咪达唑仑 2mg 其效果等同于 4mg 昂丹司琼。同时，咪达唑仑 0.075mg/kg 或者地塞米松 10mg 的作用相近，联用效果更加明显。

（三）非药物治疗

除了应用止吐药以外，PONV 预防的另一重点是尽量减少任何引发 PONV 的因素。对于既往有 PONV 史的患者，可以考虑局部麻醉或者区域阻滞联合全身麻醉，以降低阿片类药物和其他麻醉药物需求量。局部麻醉和外周神经阻滞等PONV 的发生率都明显低于全身麻醉。如果一定要采用全身麻醉，那么可以选择静脉应用丙泊酚而非吸入药物。提高吸入氧浓度和术前充分扩容可能在降低 PONV 发生率方面起到一定作用。一些关于针刺或芳香疗法的相关研究结论并不明确，但是考虑到以上方案成本低廉，副作用极少，因此可以用作辅助治疗。

总体来说，大多数的患者都会存在 Apfel 风险中的至少一项，介于目前临床应用的止吐药价格低廉，副反应很少的特点，有学者推荐在围手术期预防性应用至少两种止吐药（通常是诱导后立即给予 4mg 地塞米松，在手术结束前 20min 给予 4mg 昂丹司琼）。对于其他合并更多危险因素的患者，可以适当加用其他类型的止吐药。而麻醉科医师应当对于 PONV 的预防性治疗加以重视，明确实施，既要熟知新型药品，又要充分利用经典药物，将 PONV 的发生率及其可能带来的危害降至最低。

（张 娇 张羽冠 裴丽坚）

参 考 文 献

[1] HOOPER V D. SAMBA consensus guidelines for the management of postoperative nausea and vomiting：an executive summary for Parinaesthesia Nurses［J］. J Perianesth Nurs，2015，30（5）：377-382.

[2] MASSOTH C，SCHWELLENBACH J，SAADAT-GILANI K，et al. Impact of opioid-free anaesthesia on postoperative nausea，vomiting and pain after

gynaecological laparoscopy-A randomised controlled trial[J]. J Clin Anesth, 2021, 75: 110437.

[3] GAN T J, BELANI K G, BERGESE S, et al. Fourth Consensus Guidelines for the Management of Postoperative Nausea and Vomiting[J]. Anesth Analg, 2020, 131(2): 411-448.

[4] WEIBEL S, SCHAEFER M S, RAJ D, et al. Drugs for preventing postoperative nausea and vomiting in adults after general anaesthesia: an abridged Cochrane network meta-analysis[J]. Anaesthesia, 2021, 76(7): 962-973.

第四章

患者合并症的术前评估与优化

麻醉前评估是围手术期患者管理的基石。详尽了解患者的相关病史有助于评估围手术期风险，而根据患者的合并症进行合理的优化，可以降低围手术期不良事件的发生率，改善患者预后。因此，熟悉常见术前合并症的评估与优化是术前快速康复外科与预康复策略的基础。

第一节　心血管疾病的评估与术前优化

心血管疾病是手术患者最常见及最严重的围手术期合并症，直接导致了近一半的围手术期死亡事件。而合理的术前评估与优化可以降低围手术期心血管事件的发病率与死亡率。

一、高血压

（一）高血压增加手术风险

术前高血压是导致择期手术推迟的最常见原因。长期高血压会导致终末器官损伤，包括左心室肥大导致的舒张功能障碍、心力衰竭、肾功能不全、脑血管疾病及冠状动脉粥样硬化性心脏病。一旦出现终末器官损伤，围手术期不良心脏事件的风险就会显著增加。

（二）高血压患者术前评估

高血压术前评估的重点为评估高血压的病因、其他心血管危险因素及靶器官损伤。术前评估时应明确是原发性还是继发性高血压，例如年轻人患有高血压或者阵发性高血压应该考虑是否有甲状腺功能亢进症、嗜铬细胞瘤或肾血管狭窄。为明确其他心血管危险因素，问诊应询问患者有无心绞痛、心肌梗死、严重的心律失常、严重的瓣膜疾病、糖尿病、脑卒中及肾功能不全等。查体应注意双上肢血压测量、上下肢动脉触诊、颈部血管杂音听诊。根据病史和查体结果，可为患者选择恰当的检查。长期高血压未控制者应进行 ECG 检查、血尿素氮及肌酐化验，长期服用利尿剂者应化验电解质。ECG 提示严重左心室肥大者，应接受进一步检查评估有无冠状动脉粥样硬化性心脏病。怀疑继发性高血压者应进行相应检查明确病因。

择期手术患者若有严重高血压（收缩压>170mmHg 或舒张压>110mmHg）应推迟手术，限期手术则应使用静脉药物降压。但是为了控制血压而推迟手术是否会降低心脏事件风险，目前仍没有定论。因此，在推迟手术时，必须权衡控制血压与推迟手术两者之间的利弊。

（三）术前降压药选择

一般来说，口服降压药物应持续服用至手术当天清晨，因为突然停药可能会导致严重的反跳性高血压。唯一的例外是 ACEI 和 ARB 类药物，这类药物会增加术中严重低血压的发生率，因此术前 24h 内应停用 ACEI 和 ARB 类药物。

二、冠状动脉粥样硬化性心脏病

冠状动脉粥样硬化性心脏病患者在接受非心脏手术时发生围手术期心血管事件的风险增高，这与手术类型相关，也与患者个体因素相关。对于这类患者术前评估的重点为评估其冠状动脉粥样硬化性心脏病的严重程度及发生围手术期心血管事件的风险，判断是否需要进一步术前检查，以及通过合理的干预降低围手术期不良事件的风险，从而优化患者的围手术期处理。

（一）手术危险分级

冠状动脉粥样硬化性心脏病患者围手术期心血管事件的风险与手术危险分级密切相关，见表4-1。

表4-1 非心脏手术的心脏风险分级

风险分级	心源性死亡及非致死性心肌梗死风险	手术类型
高危	>5%	主动脉及其他大血管手术
		外周血管手术
中危	1%~5%	颈动脉内膜剥脱术
		头颈部手术
		腹腔或胸腔手术
		骨科手术
		前列腺手术
低危	<1%	日间手术
		内镜手术
		白内障手术
		乳腺手术

（二）术前评估

冠状动脉粥样硬化性心脏病患者术前评估的

基础为通过详尽的病史、查体及 ECG 判断其是否存在冠状动脉粥样硬化性心脏病及严重程度。在病史询问中，评估冠状动脉粥样硬化性心脏病的危险因素（吸烟、高血压、高龄、男性、高脂血症及家族史）是很重要的，因为 40% 的男性患者及 65% 的女性患者在出现首次急性冠脉症状之前并不知晓其患有冠状动脉粥样硬化性心脏病。典型的心绞痛症状（部位、性质、持续时间、诱发因素、伴随症状及缓解因素）是确诊冠状动脉粥样硬化性心脏病的关键。对于怀疑冠状动脉粥样硬化性心脏病的患者，均应进行 ECG 检查，尤其是接受中高危手术的患者。ECG 可作为术前基线与术后 ECG 变化进行对比，并提供预后相关信息，如存在病理性 Q 波、心律失常、左心室肥大、ST 段压低及 QT 间期延长则提示预后不佳。然而对于接受低危手术的无症状患者，择期手术术前没有必要常规进行 ECG。

在评估冠状动脉粥样硬化性心脏病患者发生围手术期心血管事件的风险并选择适当的术前检查时，国际公认的诊疗标准为美国心脏病学会 / 美国心脏协会（American College of Cardiology/ American Heart Association，ACC/AHA）的 2014 版《美国非心脏手术围手术期心血管疾病评估与治疗指南》，该指南中对于此类患者的术前评估流程进行了规范：

（1）判断手术是否为急诊手术，如为急诊手术则进行手术，并考虑如何提高围手术期生存率、加强围手术期监测（持续监测 ECG、心肌酶等）及控制危险因素（如 β 受体阻滞剂、他汀类药物及疼痛管理）。

（2）如为限期手术或择期手术，判断患者是否有急性冠脉综合征，如有则推迟手术并按照不稳定型心绞痛 / 心肌梗死相关指南对患者情况进行检查评估及治疗。

（3）如患者有稳定型冠状动脉粥样硬化性心脏病的危险因素，评估发生手术相关的主要心脏不良事件（major adverse cardiac events，MACE）的风险，评估工具主要包括修订的心脏风险指数（RCRI）和 ACS-NSQIP 评分，其中 RCRI（表 4-2）较为简洁应用更广，而 ACS-NSQIP 评分则更为复杂全面，临床中可根据需要进行选择。

表 4-2　修订的心脏风险指数

6 个 MACE 的独立危险因素	分值
高危手术类型（大血管手术及开胸、开腹手术）	1
缺血心脏疾病史（心肌梗死史、运动负荷试验阳性、缺血性胸痛、服用硝酸酯类药物、病理性 Q 波）	1
心力衰竭病史	1
脑血管病史	1
需要胰岛素治疗的糖尿病	1
术前肌酐 >177mmol/L	1
RCRI	**MACE 的风险**
0	0.4%
1	1.0%
2	2.4%
≥3	5.4%

MACE：主要心脏不良事件；RCRI：修订的心脏风险指数。

（4）如患者的 MACE 为低危（围手术期 MACE 风险 <1%），则不需要进一步评估可直接手术。

（5）如患者的 MACE 为中高危，则评估患者的活动耐量，如果大于 4MET，则不需要进一步评估可直接手术。一般来说，能够胜任轻度家务劳动（倒垃圾或洗碗）、爬 1~2 层楼梯、平地步行 5~6km/h，即认为达到 4MET。

（6）如果患者的活动耐量不好或者未知，则应根据患者及临床医师的意见判断进一步检查的结果是否会影响临床决策，如推迟手术接受 CABG 或经皮冠状动脉介入治疗（percutaneous coronary intervention，PCI）。如果会影响临床决策，则可对活动耐量 <4MET 者进行药物负荷试验，对于活动耐量未知的患者可进行运动负荷试验评估活动耐量。评估患者负荷试验的结果，如果正常则直接手术。如果不正常，则在进行冠脉再血管化治疗后接受手术或其他替代治疗（如肿瘤的射频消融治疗）。

（7）如果进一步检查的结果不会影响临床决策，则可以直接手术或者选择其他替代治疗手段。

（三）检查的选择

在选择负荷试验类型时应该遵从以下原则。运动负荷试验仅适用于能够达到足够运动量及足够心率反应的患者。药物负荷试验通常与影像学结合，主要为两种——多巴酚丁胺负荷超声心动图和腺苷负荷核素心肌灌注显像，主要适用于活动耐量不佳、装有起搏器、有严重心动过缓、服用 β 受体阻滞剂者。详细内容可参见第三章第二节。

（四）治疗

根据以上流程可以筛选出应在术前接受冠状动脉再血管化治疗的患者，在选择冠状动脉再血管化治疗策略时应参考相关指南推荐。CABG适用于以下情况：左主干病变、三支病变、伴有左前降支近端病变的双支病变、曾发生过缺血相关室性心动过速导致的心源性猝死幸存者。而PCI则仅适用于以下两种情况：无法耐受CABG的左主干病变患者及符合急诊PCI适应证的不稳定型冠状动脉粥样硬化性心脏病患者。值得注意的是，单纯为了降低围手术期MACE风险进行常规术前PCI筛查是没有益处的。

对于曾行PCI的患者而言，择期手术应该推迟至球囊血管成形术后14天，裸支架植入术后30天及药物洗脱支架植入术后6个月。

（五）药物治疗

冠状动脉粥样硬化性心脏病二级预防的药物包括β受体阻滞剂、ACEI类药物、抗血小板药物、硝酸酯类药物、他汀类药物及一些降压药物，除了抗血小板药物以外其他均可在围手术期安全应用，应持续服用这两种药物直至手术当日清晨。β受体阻滞剂的围手术期应用建议见第三章第三节。对于尚未服用他汀类药物的患者，如为中高危手术患者应开始服用他汀类药物。

阿司匹林在常规二级预防的患者中，应于手术前5～7天停用，于术后尽早恢复。但是对于接受颈动脉手术、外周血管手术及冠脉搭桥手术的患者，阿司匹林应在整个围手术期持续应用。对于曾行PCI支架植入术后的患者行择期手术，阿司匹林及氯吡格雷的双抗治疗在裸支架植入术后应用满 30 天，在药物洗脱支架植入术后应用满 6个月。如行限期手术且出血会造成严重后果则术前停用氯吡格雷 7 天，而阿司匹林不需停用，而且术后应尽早恢复氯吡格雷治疗。

三、心力衰竭

随着高血压、糖尿病及冠状动脉粥样硬化性心脏病等慢性疾病负担增加，心力衰竭患者也在逐年增加。心力衰竭是围手术期 MACE 的主要危险因素之一，研究表明心力衰竭患者的围手术期风险甚至高于冠状动脉粥样硬化性心脏病患者。

（一）心力衰竭症状的评估

心力衰竭术前评估的重点包括：识别术后可能发生心力衰竭的无症状患者，区分心力衰竭患者的严重程度（稳定、代偿、失代偿），识别高危心力衰竭患者如新发心力衰竭，评估影响心力衰竭的合并症。

心力衰竭的主要症状包括劳力性呼吸困难、液体潴留和疲乏，问诊时需询问患者有无气短、疲乏、端坐呼吸、夜间憋醒、下肢水肿、体重增加、近期住院及药物调整。另外评估患者的活动耐量也非常重要，一项研究表明无法平地步行 400m或爬两层楼梯对于预测严重术后并发症有 71%的敏感性和 47% 的特异性。查体应关注有无第三或第四心音、心动过速、啰音、颈静脉怒张、腹水、肝大及下肢水肿，其中对于心脏瓣膜病导致的心力衰竭需在体格检查方面进行更细致地听诊（表 4-3）。

表 4-3　心脏结构异常引起杂音的类型

病变位置	位置	时期	描述
主动脉瓣狭窄	第二胸骨旁间隙	收缩中期	渐强 - 渐弱，放射到颈动脉，伴或不伴 S_3、S_4；Valsalva 动作和持续握拳动作能减低杂音程度
主动脉瓣关闭不全	第三或第四胸骨旁间隙	全舒张期	渐弱，吹风样，高调，放射到颈动脉；心尖处闻及 Austin-Flint 隆隆样杂音；蹲踞，握拳或向前倾斜增加杂音强度
二尖瓣狭窄	心尖	舒张中期	开瓣音；低调隆隆样杂音放射到腋窝；蹲踞和握拳增加杂音强度
二尖瓣反流	心尖	全舒张期	高调，吹风样，放射到腋窝；响亮 S_3；立位降低杂音强度；蹲踞和握拳增加杂音强度
二尖瓣脱垂	心尖	收缩晚期	渐强，收缩中期喀嚓音；Valsalva 动作和立位增加杂音强度；蹲踞降低杂音强度
肥厚型心肌病	心尖，胸骨左下缘	收缩中期	S_4，单一的 S_2；Valsalva 动作或立位增加杂音强度；蹲踞，被动腿抬高及握拳降低杂音强度

S_2：第 2 心音；S_3：第 3 心音；S_4：第 4 心音。

（二）识别术后可能发生心力衰竭的患者

识别并评估术后可能影响心力衰竭的合并症也是术前评估的重要一环。这些合并症包括冠状动脉粥样硬化性心脏病、控制不佳的高血压、心房颤动、肾脏疾病（尤其是终末期肾病）和糖尿病。在术前识别这些合并症有助于合理的围手术期管理，从而降低其对患者的影响，如术后透析、优化疼痛管理减少其对血压的影响、术前使用β受体阻滞剂或抗心律失常药物预防术后心房颤动。

（三）术前检查的选择

术前检查方面，对于所有接受中高危手术的心力衰竭患者，术前均应接受 ECG 检查。ECG可以提供诊断及预后信息，并可以作为术前基线与术后 ECG 作对比。胸片检查仅适用于怀疑肺水肿的患者，无需作为常规术前评估。超声心动图检查适用于原因不明的呼吸困难患者、近期呼吸困难加重或其他症状改变的心力衰竭患者以及一年以上未评估的稳定性心力衰竭患者。左室收缩功能与患者预后密切相关，左室射血分数小于 30% 是心力衰竭患者进行中高危手术预后不佳的独立危险因素。BNP 或 N 末端原脑钠尿肽（N-terminal pro-BNP，NT-proBNP）在怀疑心力衰竭的患者中均应常规检测。而且 BNP 可以预测术后心脏并发症及死亡的风险，2017 年加拿大心血管学会为非心脏手术患者制定的《关于非心脏手术患者围手术期心血管风险评估和管理的指南》中，给出了 NT-proBNP/BNP 的阈值，即当 NT-proBNP≥300ng/L 或 BNP≥92mg/L 时，患者术后30 天内出现心脏并发症的风险明显增加。

（四）风险评估

心力衰竭患者的围手术期 MACE 风险同样可以使用 RCRI 或 ACS-NSQIP 进行评估。在判断患者能否耐受手术和是否需要进一步检查评估及术前优化时,可以参考冠状动脉粥样硬化性心脏病患者的术前评估流程(详见本节冠状动脉粥样硬化性心脏病部分)。对于心力衰竭急性失代偿或新发心力衰竭的患者而言,除了急诊手术外应该推迟其他手术,进行优化治疗,至少等待心力衰竭症状稳定 6~24h,并且评估手术的风险获益比后再行手术。

(五) 术前治疗与优化

心力衰竭患者术前优化的目标是改善患者症状、恢复正常氧合、优化容量状态并改善器官灌注和去除心力衰竭诱因。一般来说,心力衰竭常用的治疗药物包括 β 受体阻滞剂、ACEI/ARBs 类药物,利尿剂、地高辛,在围手术期均可安全使用,但是也必须结合患者病情和手术风险。若手术出血风险很大,则可以考虑术前停用利尿剂及 ACEI/ARBs 以避免术中严重低血压。另外,若患者术前尚未启动 β 受体阻滞剂治疗,则术前不建议加用,因为心力衰竭患者需服用此药物数周到数月后才会受益。

四、心律失常

心律失常及传导障碍是常见的围手术期心脏合并症。新发心房颤动、未控制心房颤动(心室率大于 100 次 /min)、有症状的心动过缓或者高度房室传导阻滞者应推迟择期手术,并请心脏专科医师进行进一步评估。

(一) 心房颤动

心房颤动(房颤)是一种以快速、无序心房点活动为特征的快速性室上性心律失常,是最常见的心律失常,且随着年龄增长发病率不断增加。

1. 心房颤动的分类　根据心房颤动发作的持续时间,心房颤动可以分为阵发性心房颤动、持续性心房颤动、长程持续性心房颤动和永久性心房颤动(表 4-4)。

表 4-4　心房颤动的临床分类

分类	定义
阵发性心房颤动	发作后 7 天内能够自行或干预后终止的心房颤动,发作频率不固定
持续性心房颤动	持续时间超过 7 天的心房颤动
长程持续性心房颤动	持续时间超过 12 个月的心房颤动
永久性心房颤动	医师或患者共同决定放弃恢复或维持窦性心律的一种心房颤动类型,反映了患者和医师对于心房颤动的一种治疗态度,而不是心房颤动自身的病理生理特征(可在患者和医师的治疗倾向性、治疗方法的有效性和患者症状发生变化时改变其分类)

2. 心房颤动的相关疾病　心房颤动发作时,心房泵血功能基本丧失,心排出量显著降低,对冠状动脉血流量也有影响,可导致心功能受损。长时间的心房颤动可以导致心力衰竭,心房颤动是心力衰竭重要的独立危险因素,而心力衰竭患者中随着心力衰竭的恶化,心房颤动发生率亦显著增加。

心房颤动持续 48h 以上时,左心房即会形成附壁血栓,最常见的血栓附着部位为左心耳,附壁血栓脱落可导致动脉栓塞,以脑动脉栓塞最为常见,根据 Framingham 研究结果,非风湿性瓣膜病心房颤动引起的脑栓塞是正常人的 5.6 倍,而风湿性瓣膜病心房颤动引起的脑栓塞是正常人的17.6倍。

3. 心房颤动的临床评估　心房颤动出现症状的主要原因是心室率异常，故术前评估应关注的症状有心悸、胸闷、运动耐量下降等症状，脑供血不足则可发生黑蒙和晕厥；体征有脉律不齐、脉搏短绌、第一心音强弱不等、节律绝对不齐；实验室检查应关注电解质、肝肾功能、血常规和甲状腺功能，甲状腺功能亢进是心房颤动的一个重要原因。心房颤动患者的影像学检查应包括超声心动图，从而评估患者的心脏结构和功能，心房大小和附壁血栓。

4. 心房颤动的抗栓治疗　心房颤动是脑卒中的独立危险因素，而且与心房颤动相关的脑卒中比非心房颤动相关脑卒中的病死率、病残率和住院天数均显著升高，因此预防心房颤动相关的血栓栓塞事件是极为重要的。

目前心房颤动血栓栓塞风险的评估主要使用 CHA_2DS_2-VASc 评分（表4-5），这一评分与过去的 $CHADS_2$ 评分相比对国人的栓塞事件预测更为准确。CHA_2DS_2-VASc 评分≥2 分者均需服用抗凝药物；评分为 1 分者，口服抗凝药物或阿司匹林或不进行抗栓治疗均可；评分为 0 者不需要抗栓治疗。

表4-5　非瓣膜病性心房颤动患者脑卒中风险的
CHA_2DS_2-VASc 评分

危险因素	积分（分）
充血性心力衰竭／左心室功能障碍（C）	1
高血压（H）	1

续表

危险因素	积分（分）
年龄≥75 岁（A）	2
糖尿病（D）	1
脑卒中 /TIA/ 脑血栓栓塞病史（S）	2
血管疾病（V）	1
年龄 65～74（A）	1
性别（女性，Sc）	1
总积分	9

TIA：短暂性脑缺血发作。

　　预防心房颤动患者血栓的药物包括抗凝和抗血小板药物，抗凝药物分为经典的华法林和新型口服抗凝药物。目前华法林预防心房颤动患者脑卒中的效果是最好的，但其效果取决于抗凝的强度和稳定性，当 INR 在 2.0～3.0 时，可以有效预防脑卒中时间，并不明显增加脑出血的风险。但是也有研究认为亚裔人群的出血风险可能更高，因此日本心房颤动指南对于年龄≥70 岁的患者建议 INR 目标值为 1.6～2.6。新型口服抗凝药物可特异性阻断凝血通路的某一关键环节，从而显著降低出血风险，服药期间不需要常规监测凝血功能，但是此类药物不适用于终末期肾病、瓣膜性心房颤动和已行机械瓣膜置入的心房颤动患者。抗血小板药物预防心房颤动患者脑卒中的有效性远不及华法林。

　　对于接受华法林治疗的心房颤动患者行外科手术时，若非急诊手术时，可采用治疗方案如下：①血栓栓塞低危患者，可不进行桥接治疗，中断华法林 1 周至 INR 恢复到正常范围；在止血充分的情况下重新开始华法林治疗；②血栓栓塞中高危患者需桥接治疗,术前 5 天停用华法林,INR 小于 2.0 时,开始普通肝素或低分子肝素治疗,术后根据出血风险适时启动抗凝治疗;③若 INR> 1.5 时需尽快手术者,可口服小剂量维生素 K(1～ 2mg)。

5. 心房颤动的心室率控制　对于心房颤动患者,心室率控制比心律控制更为重要,充分的心室率控制可以使左室射血分数明显增加。心室率若大于 100 次 /min 需在术前进行药物调整控制率。心房颤动的治疗药物包括 β 受体阻滞剂、地高辛、钙离子通道阻断剂,均应在围手术期继续应用。

(二)心动过缓

心动过缓的定义为每分钟心率小于 60 次。心动过缓的原因包括窦性心动过缓、房室传导阻滞、交界性逸搏和室性逸搏,其中窦性心动过缓是最常见的,判断方法是鉴别是否有正常的 P 波,以及 P 波和 QRS 波是否为 1∶1 的关系。窦性心动过缓可以见于正常的健康儿童和成年人中,尤其是经常体育锻炼者和运动员,但是窦性心动过缓也可见于一些疾病,包括病态窦房结综合征、急性心肌梗塞、阻塞性睡眠呼吸暂停综合征、迷走神经张力过高、颅内压增高及其他中枢神经系统疾病、感染性疾病(如莱姆病、疟疾等)、药物及中毒、其他情况(如甲状腺功能减退、厌食症、低体温、长 QT 综合征等)。

排除其他原因导致的心动过缓后,对于窦性心动过缓患者术前评估的重点包括:活动耐量,即评估心脏的变时功能,患者可出现头晕、原因不明的晕倒、劳力性呼吸困难和晕厥;药物和毒物接触情况、感染和其他系统性疾病。对于心脏变时功能不全的患者，需要考虑是否存在病态窦房结综合征、心肌缺血和遗传性窦房结功能不全。

无症状的窦性心动过缓患者，无需进行进一步术前检查和评估即可接受手术。对于心肌缺血、系统性疾病导致的窦性心动过缓，需对相应疾病进行治疗。药物相关的窦性心动过缓者，如可以停药则应观察停药后心率是否有改善，如无法停药则可能需在心内科放置起搏器。无其他原因的窦性心动过缓，应怀疑病态窦房结综合征，即继发于窦房结及周围心房肌老化的窦房结功能障碍，此类患者术前应请心脏专科医师协助评估，若证实症状与窦性心动过缓相关，则也推荐植入永久性起搏器。

（三）房室传导阻滞

房室传导阻滞根据阻滞程度的不同可以分为一度、二度（包括Ⅰ型和Ⅱ型）和三度房室传导阻滞。

一度房室传导阻滞是指从心房到心室的电激动传导速度减慢，ECG表现为PR间期延长超过0.20s，一般是良性的，不需要特别处理。二度房室传导阻滞分为两型：Ⅰ型和Ⅱ型，Ⅰ型是指从心房到心室的传导时间逐渐延长，直到有一个心房的电激动不能传递到心室；Ⅱ型则是指心房的电激动突然阻滞不能下传至心室，ECG表现为PR间期固定延长，QRS波群有间期性脱漏。Ⅰ型一般是良性的，很少进展为完全性房室传导阻滞，并且对阿托品反应较好。Ⅱ型的阻滞部位则更低，一般为房室结以下部位的阻滞，容易进展为完全性房室传导阻滞，除非有可逆病因一般都需要植入起搏器。三度房室传导阻滞是指全部心房的电激动都不能传导至心室,其特征为心房与心室的活动各自独立、互不相干,且心房率快于心室率,若无可逆病因也需放置起搏器。

(四) 束支传导阻滞

束支传导阻滞分为完全性和不完全性的,可以是见于健康人中的正常变异,也可见于传导系统退行性变及纤维化、心脏缺血、肺部疾病、放疗及心肌病。新发的束支传导阻滞应该引起注意,最好与既往 ECG 进行比较,并进行围手术期心脏风险评估。一般来说,左束支传导阻滞极少见于健康人,大多有器质性心脏病,与冠状动脉粥样硬化性心脏病及心力衰竭相关,需要进一步询问其病史和危险因素。右束支传导阻滞则更常见于健康人,也可见于先天性心脏病、肺部病变或者传导系统退行性变。Brugada 综合征是一种离子通道基因异常导致的先天性心电疾病,其特点为右束支传导阻滞、右胸导联 ST 段抬高和 T 波倒置,易发生心室颤动或多形性室速而导致猝死。如果右束支传导阻滞可以排除先天性心脏病、肺部病变及 Brugada 综合征,则无需进一步评估。

(五) 期前收缩

1. 室上性期前收缩 室上性期前收缩是指窦房结以外的心房提前激动,可以源于心房或房室结,绝大多数来源于心房。心脏正常或有明确心血管疾病的个体均可见室上性期前收缩,24h动态 ECG 监测发现 99% 的个体在监测期间都存室上性期前收缩,相关的疾病包括:急性心肌梗死、冠状动脉粥样硬化性心脏病、二尖瓣狭窄、心肌病等,另外甲状腺功能亢进、电解质异常、吸

烟、饮酒、咖啡因等化学物质和药物也可增加室
上性期前收缩的发生率。

在 ECG 上，室上性期前收缩表现为提前出现
的 P 波。如为频发性室上性期前收缩，需要评估
患者是否存在潜在的结构性心脏病，如无合并结
构性心脏病，则对于大多数无症状的室上性期前
收缩患者来说无需治疗，若有症状则应纠正潜在
的室上性期前收缩的诱因，如低钾血症、应激、吸
烟、饮酒等。

2. 室性期前收缩　室性期前收缩是指在窦
房结冲动抵达心室之前，心室肌发出冲动形成的
心室除极。24h 动态 ECG 监测发现高达 80% 的
个体在监测期间都存室性期前收缩，其发生率随
着年龄而增加。室性期前收缩产生的机制包括
折返、正常自律性增加或异常自律性和后除极
导致触发活动。室性期前收缩相关的疾病包括
高血压伴左室肥厚、急性心肌梗死、心力衰竭、
肥厚型心肌病、先天性心脏病，另外一些肺部疾
病如慢性阻塞性肺疾病、阻塞性睡眠呼吸暂停
综合征、肺动脉高压也可伴发室性期前收缩，酒
精、咖啡因、尼古丁、一些药物也可诱发室性期前
收缩。

室性期前收缩很少导致血流动力学异常，
除非是左室功能严重下降的患者存在频发室性
期前收缩（通常大于 10 000 次 /24h）或室性期前
收缩合并心动过缓者。过去传统认为预后差的
"R-on-T"现象，目前研究认为并没有预后意义，
只有在具有多形性室性心动过速或心室颤动风险
的患者（如急性心肌梗死、Brugada 综合征、恶性
早期复极和特发性心室颤动）中，"R-on-T"现象

才可能有意义。另外室性期前收缩、二联律、三联律和四联律也没有独立预后意义。临床中频发室性期前收缩定义为在任一时段内出现：每分钟7次及以上的室性期前收缩、二联律、三联律、成对或三联室性期前收缩；需要评估患者是否有基础结构性心脏病和有无症状。ACC/AHA 关于射频导管消融治疗室性期前收缩的建议为：有症状的单形室性期前收缩，且药物治疗效果不佳或患者拒绝服药；始终由类似形态室性期前收缩诱发的室性心律失常电风暴。

（六）QT 间期延长

QT 间期延长者应首先排除低钾、低镁等电解质异常及药物影响，另外需要特别警惕有晕厥、黑蒙、猝死家族史的患者。

参 考 文 献

[1] FLEISHER LA, FLEISCHMANN KE, AUERBACH AD, et al. 2014 ACC/AHA guideline on perioperative cardiovascular evaluation and management of patients undergoing noncardiac surgery: executive summary: a report of the American College of Cardiology/American Heart Association Task Force on Practice Guidelines[J]. Circulation, 2014, 130(24): 2215-2245.

[2] LEE TH, MARCANTONIO ER, MANGIONE CM, et al. Derivation and prospective validation of a simple index for prediction of cardiac risk of major noncardiac surgery[J]. Circulation, 1999, 100(10): 1043-1049.

[3] DEVEREAUX PJ, SESSLER DI, LONGO DL. Cardiac complications in patients undergoing major noncardiac surgery[J]. N Engl J Med, 2015, 373(23): 2258-2269.

[4] DEVEREAUX PJ, MRKOBRADA M, SESSLER DI, et al. Aspirin in patients undergoing noncardiac surgery [J]. N Engl J Med, 2014, 370(16): 1494-1503.

[5] FARZI S, STOJAKOVIC T, MARKO T, et al. Role of N-terminal pro B-type natriuretic 89 peptide in identifying patients at high risk for adverse outcome after emergent non-cardiac surgery[J]. Br J Anaesth, 2013, 110(4): 554-560.

[6] KRISTENSEN SD, KNUUTI J, SARASTE A, et al. 2014 ESC/ESA Guidelines on non-cardiac surgery: cardiovascular assessment and management: The Joint Task Force on non-cardiac surgery: cardiovascular assessment and management of the European Society of Cardiology(ESC)and the European Society of Anaesthesiology(ESA)[J]. Eur Heart J, 2014, 35 (35): 2383-2431.

[7] DUCEPPE E, PARLOW J, MACDONALD P, et al. Canadian Cardiovascular Society Guidelines on Perioperative Cardiac Risk Assessment and Management for Patients Who Undergo Noncardiac Surgery[J]. Can J Cardiol, 2017, 33(1): 17-32.

[8] 黄从新, 张澍, 黄德嘉, 等. 心房颤动: 目前的认识和治疗建议——2015[J]. 中华心律失常学杂志, 2015, 19(5): 321-384.

第二节　肺部合并症的评估与术前优化

　　呼吸系统的评估与心血管系统评估有着相同的重要性。围手术期患者常常合并有各类肺部疾病, 麻醉科医师需要利用术前评估的机会识别出风险增加的患者，以期进行更优的术前与术中管理，改善高危患者的预后。在手术前对患者的肺部合并症进行充分评估，最大程度地优化呼吸功能，将对患者术后康复产生有利的影响。

术前肺部疾病，如 COPD、哮喘、限制性肺疾病等，是发生术后肺部并发症的重要影响因素之一。如果患者术后发生肺部并发症，将可能延长住院时间，增加医疗花费，影响康复。对于合并有上述肺部疾病的患者，在决定进行手术后应特别注意收集相关病史：若患者表现为气短、胸部急迫感、咳嗽（尤其在夜间）且症状间歇性加重则着重关注患者是否有哮喘；对于有长期咳嗽（每年至少 3 个月，持续 2 年）、咳痰、持续或间断气流受限表现的患者需要进行 COPD 的详细评估；此外，对于呼吸系统症状，还应注意是否存在多系统疾病（图 4-1）。除病史外，还需关注肺部疾病控制情况与目前治疗方案。

在麻醉与手术前充分识别具有肺部合并症的高危患者，了解和评估其疾病控制情况与肺功能储备，有助于制订合理的个体化术前优化方案，将肺功能调整至最佳状态，这对于减少围手术期并发症，加速患者术后康复至关重要。

一、慢性阻塞性肺疾病

（一）慢性阻塞性肺疾病概述

COPD 与气道和肺脏对有毒颗粒或气体的慢性炎性反应增强有关，是一种常见的以持续性气流受限为特征的可以预防和治疗的疾病，气流受限常呈进行性发展。COPD 急性加重和其并发症影响了疾病的严重程度和个体的预后。

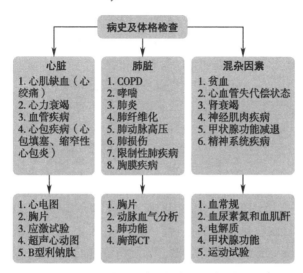

图4-1 呼吸系统症状的多系统评估

COPD: 慢性阻塞性肺疾病。

COPD 的常见临床表现为呼吸困难、慢性咳嗽、慢性咳痰。行肺功能检查，吸入支气管舒张剂后，第一秒用力呼气容积（forced expiratory volume in 1 second，FEV_1）占用力肺活量百分比（forced vital capacity，FVC）<0.70，即持续性气流受限，是临床诊断的金标准。COPD 在 40 岁以上人群的患病率可达 9% 以上，是围手术期常见的肺部合并症。合并 COPD 的患者手术后发生呼吸系统并发症的风险是一般人的 2.7~4.7 倍，包括肺不张、肺部感染、呼吸衰竭等，老年、肥胖、吸烟史等伴随因素可进一步升高围手术期呼吸系统并发症的风险。COPD 患者需完善的检查包括胸片、脉搏氧饱和度（pulse oxygen saturation，SpO_2）、肺功能检查和临床生化检验。

COPD 患者病情的严重程度可通过以下几个方面进行评估：临床症状、气流受限的程度（肺功能检查）、急性加重风险和合并症。

（二）慢性阻塞性肺疾病患者的术前评估

1. 症状评估 术前仔细回顾病史，掌握患者目前的状况。需关注的病史主要围绕以下方面：

（1）患者的日常生活活动能力和活动耐量；

（2）是否有感染性症状；

（3）药物的使用情况及有效性。

在评估患者时，仔细了解患者是否咳嗽，每日咳痰量及痰的性状，近期有无痰量、痰颜色改变等急性感染的征象，是否存在胸闷憋气等呼吸困难症状，呼吸困难症状对日常生活的影响，注意是否有发绀或杵状指，是否应用辅助呼吸机，有无用力呼吸，目前的药物治疗及疗效等。

目前已有一些问卷和量表使临床医师能够对 COPD 患者的症状进行简便和可靠的评估。COPD 评估测试（COPD assessment test，CAT）是慢性阻塞性肺疾病全球倡议（global initiative for chronic obstructive lung disease，GOLD）推荐的 COPD 量表，涵盖了症状、活动能力、心理、睡眠和社会影响各方面状况，但完成过程极其简便，仅包含 8 个问题，每题 0～5 分，总分数越高则疾病越严重，便于快捷地全面了解患者病情（表 4-6）。

表 4-6　CAT：COPD 评估测试

症状（最轻 =0 分）	症状（最重 =5 分）
我从不咳嗽	我一直在咳嗽
我一点痰也没有	我有很多痰

续表

症状（最轻=0分）	症状（最重=5分）
我没有任何胸闷的感觉	我有很严重的胸闷
当我爬坡或上一层楼梯时，我没有气喘感觉	当我爬坡或上一层楼梯时，我感觉非常喘不过气
我在家里能做任何事情	我在家里做任何事情都很受影响
尽管我有肺部疾病，但对离家外出很有信心	由于我有肺部疾病，对离家外出一点信心都没有
我的睡眠非常好	由于我有肺部疾病，我的睡眠非常差
我精力旺盛	我一点精力都没有

　　患者对每个项目作出相应评分，最低0分，最高5分，根据自身症状的严重程度打分。最终计算得出总分。得分为0～10分的患者被评定为COPD"轻微影响"，11～20分为"中等影响"，21～30分者为"严重影响"，31～40分者为"非常严重影响"。

　　CAT：COPD评估测试；COPD：慢性阻塞性肺疾病。

　　其他的COPD有效问卷还有临床COPD问卷（clinical COPD questionnaire，CCQ），改良的英国医学研究委员会（modified British medical research council，mMRC）量表等。CCQ和mMRC量表主要评估临床症状及对生活状态的影响，预测日后病死的风险，均可用于帮助评估COPD患者病情严重程度。

　　2. 肺功能检查　COPD患者通常在术前完成胸片与ECG检查。胸片有助于发现感染和气胸，ECG可能显示肺动脉高压和右心室改变，对存在缺氧和酸碱平衡失调的患者，动脉血气检查具有重要意义。此外，为评估肺部储备功能和病情的严重程度，COPD患者常需进行术前肺功能检查。以患者FEV_1占预测值的百分比（$FEV_1\%$）为基础来评价患者气流受限的严重程度，表4-7

为 COPD 患者气流受限严重程度分级。术前肺功能低于估计值 50% 的患者术后并发症发病率明显增加。

表 4-7 COPD 气流受限严重程度分级

FEV₁/FVC<0.70		
Ⅰ级	轻度	FEV₁>80% 预计值
Ⅱ级	中度	50%≤FEV₁<80% 预计值
Ⅲ级	重度	30%≤FEV₁<50% 预计值
Ⅳ级	极重度	FEV₁<30% 预计值

COPD: 慢性阻塞性肺疾病；FEV₁: 第一秒用力呼气容积。

3. 急性加重风险与合并症评估 COPD 急性加重的定义为呼吸症状加重，变化超过正常情况（短期内咳嗽、咳痰、气短或喘息加重、痰量增多，呈脓性或黏液脓性，可伴发热），需要调整药物治疗的急性发作。急性加重次数≥2 次 / 年或至少 1 次急性加重需要住院治疗为急性加重的高风险患者，这类患者预示 COPD 病情严重，通常预后不良。对于细菌或病毒感染导致的急性加重，应积极控制感染，推迟择期手术，至感染康复 2 周以上再进行。

COPD 患者可以合并其他疾病，如骨质疏松，骨骼肌功能下降，认知功能障碍，以及心房颤动、右心室功能障碍等心血管疾病。术前应特别注意评估患者是否有共存疾病，例如缺血性心脏病、肾衰竭、糖尿病、神经肌肉疾病等，注意这些共存疾病是否在术前得到了有效的治疗。

（三）COPD 患者的术前优化

COPD 患者术前优化方案目前包括戒烟、纠正低氧血症、减少感染、消除气道分泌物、呼吸功能锻炼等多种形式，最终目标是在术前提高患者的肺功能储备。

1. 戒烟 术前应了解患者有无吸烟史、吸烟的量及开始时间。COPD 患者从戒烟中的获益极大，将减少气道分泌物和改善通气，应认识到医务人员督促的重要作用，将戒烟列入术前优化的首要措施。

在决定手术后督促吸烟患者戒烟，越早开始越好，即使是短时间的戒烟咨询也能够使戒烟率达到 5%~10%。尼古丁替代疗法，包括使用尼古丁透皮贴、喷雾剂、口香糖等，能够提高戒烟率。COPD 患者也应注意避免环境中的烟雾与空气污染，减少污染环境中的室外活动。

戒烟时间一般要求达到 6~12 周较为理想，但部分患者确定手术至实施手术的等待时间少于 6 周，那么应保证术前 2 周以上戒烟。

2. COPD 常规治疗 围手术期应维持稳定期 COPD 患者的现有治疗方案，术前避免随意停用患者正在使用的治疗药物，例如支气管扩张剂、吸入性糖皮质激素、磷酸二酯酶 4 抑制剂等。不同严重程度 COPD 的治疗如图 4-2 所示。

在术前等待阶段，如果患者出现急性呼吸道感染，应积极治疗，针对病原学证据合理应用抗生素。同时，为了减少呼吸道分泌物，可以进行雾化吸入和使用祛痰药物，促进痰液的排出。手术需在感染痊愈及痰液减少 2 周后再进行。此外，可以通过接种疫苗的方式预防 COPD 患者发生严重感染。对于年龄>65 岁，以及年龄<65 岁但是 FEV_1<40% 预计值的 COPD 患者，使用肺炎

链球菌疫苗可减少社区获得性肺炎的发生率。

对于严重的慢性低氧血症患者可以进行家庭氧疗,吸氧目标是动脉氧分压在60～65mmHg,指氧饱和度浓度在88%～92%。

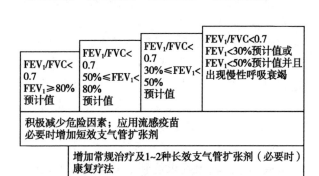

图4-2　不同严重程度COPD的治疗

FEV_1:第一秒用力呼气容积;FVC:用力肺活量。

3. 其他优化措施　GOLD基于证据提出,运动、营养支持、患者教育、肺部康复疗法可以改善患者运动耐量,消除呼吸困难,改善生活质量,降低住院天数。

处于疾病各阶段的COPD患者均可以从规律的呼吸功能锻炼和运动训练中获益,提高肺功能储备。呼吸功能锻炼的方法包括指导患者进行深而慢的腹式呼吸、缩唇呼吸或使用呼吸训练器,练习有效咳嗽等。术前 4 周以上的呼吸功能锻炼可以显著减少术后呼吸系统并发症的风险。

运动训练主要以有氧运动为主,确保合适的运动强度与每周运动时间,形式较多样,快步走、游泳、固定自行车等较常用。有效的运动训练应持续 6 周以上。

COPD 是一种全身性疾病,应考虑营养成分如脂肪(改善气体交换和呼吸熵)、Ω 脂肪酸(抗炎效应)和支链氨基酸的补充。

二、哮喘

(一)哮喘概述

哮喘是气道的一种变态反应性炎症性疾病,慢性炎症导致气道高反应性、可逆性气流受限,并引起反复发作性喘息、气急、胸闷或咳嗽等症状,常在夜间或清晨发作、加剧。多种过敏原、感染、药物、运动等均可能诱发哮喘,患者将在数分钟内出现气流梗阻。哮喘的全球发病率虽然没有明显改变,但病死率不断下降,这都是得益于良好的医疗管理。轻度、控制良好的哮喘患者的麻醉和手术风险并不高于正常人。

虽然严重的围手术期支气管痉挛在哮喘患者的麻醉中发生率很低,但是一旦发生危及生命。因此需要对哮喘患者的疾病严重程度和控制情况进行可靠的评估。哮喘患者的术前评估应包括特殊的病史采集与体格检查,确定和避免潜在的诱发因素,在欲行大手术的患者中肺功能检查也是必要的。系统性应用糖皮质激素和支气管扩张剂将可能减少气管插管时哮喘患者的支气管痉挛与炎症反应。

（二）哮喘患者的术前评估

1. 问诊与查体　对哮喘患者的术前评估主要需了解病情的严重程度以及目前的药物控制情况。需要询问患者的发病年龄、已知的诱发和加重因素、是否有需要住院治疗的严重哮喘发作、支气管扩张剂的使用情况、既往手术史和麻醉史，还要重点询问最近病史，如近期有无急性发病、最近一次发作的时间、是否现在处于理想状态。体格检查应注意听诊双肺有无哮鸣音以及减低或异常的呼吸音。

2. 哮喘控制水平分级　可以通过以下几个方面来综合评价控制情况（表 4-8），包括症状发作的频率、夜间觉醒次数、对日常生活的影响、短效 β2 受体激动剂的应用、FEV_1 或气流峰值。

表 4-8　哮喘控制水平分级

	完全控制	部分控制（在 1 个月内出现 1~2 项）	未控制（在 1 个月内出现 3 项及以上）
日间症状	无	>2 次 / 周	>2 次 / 周
活动受限	无	有	有
夜间症状 / 憋醒	无	有	有
需使用缓解药次数	无，或 ≤2 次 / 周	>2 次 / 周	>2 次 / 周
肺功能（PEF 或 FEV_1）	正常	<正常预计值（或本人最佳值）80%	<正常预计值（或本人最佳值）80%
急性发作	无	≥每年 1 次	在任何 1 周内出现 1 次

PEF: 呼吸峰流速；FEV_1: 第一秒用力呼气容积。

3．患者自测问卷　也可以通过患者自测问卷的方式来评价控制情况。哮喘控制测试（asthma control test，ACT）（见图4-3）、哮喘控制问卷（asthma control questionnaire，ACQ）、哮喘治疗评估问卷（treatment of asthma assessment questionnaire，ATAQ）等问卷可以用来快捷地评估患者在近期的哮喘控制情况，在临床中应用较广。对于控制不佳以及 FEV_1 下降的患者，围手术期风险将增加。

1. 在过去4周内，在工作、学习或在家中，有多少时候哮喘影响您进行日常生活？				
1分：所有时间	2分：大多数时候	3分：有些时候	4分：很少时候	5分：没有
2. 在过去4周内，您有多少次呼吸困难？				
1分：每天不止1次	2分：每天1次	3分：每周3~6次	4分：每周1~2次	5分：完全没有
3. 在过去4周内，因为哮喘症状（喘息、咳嗽、呼吸困难、胸闷或胸痛），您有多少次在夜间醒来或早上比平时早醒？				
1分：每周≥4晚	2分：每周2~3晚	3分：每周1次	4分：1~2次	5分：没有
4. 在过去4周内，您有多少次使用急救吸入药物（如沙丁胺醇）？				
1分：每天3次以上	2分：每天1~2次	3分：每周2~3次	4分：每周1次或更少	5分：没有
5. 您如何评估过去4周内您的哮喘控制情况？				
1分：完全没有控制	2分：控制较差	3分：部分控制	4分：控制良好	5分：没有

总得分25分为完全控制，20~24分为部分控制，<20分为未控制。

图4-3　哮喘控制测试（ACT）问卷

（三）哮喘患者的术前优化

1．治疗原则　对于择期手术的患者，我们有较充分的时间针对患者制订合理的术前优化方案。术前优化的目标是使哮喘患者的症状达到控制良好的标准，解除气道痉挛，预防或减弱呼出气流梗阻。

根据哮喘防治的全球倡议（global initiative for asthma，GINA）对于围手术期哮喘患者的指导意见，所有患者都应在围手术期继续维持常规哮喘治疗。对于择期手术的患者，术前应达到哮喘控制良好，特别是对于极重症哮喘、哮喘症状控制不理想、有急性加重病史或固定气流受限患者。对于急诊手术患者，若哮喘控制不理想，应首先权衡急诊手术的利弊。

2. 哮喘的常规治疗药物可分为两类：

（1）控制药物：这类药物需要长期每天使用，主要用于常规维持治疗，可通过抗感染作用减少气道炎症、控制症状、减少急性加重和肺功能下降的风险。这类药物包括吸入性糖皮质激素、全身用糖皮质激素、长效 β_2 受体激动剂、缓释茶碱等。

接受长期大剂量吸入性糖皮质激素或过去 6 个月中使用口服糖皮质激素超过 2 周的患者，有可能引起下丘脑 - 垂体 - 肾上腺抑制，应在术前给予氢化可的松，以避免手术中出现肾上腺危象。

（2）缓解药物：这类药物按需使用，可以通过迅速解除支气管痉挛而缓解突发哮喘症状，包括哮喘恶化或急性加重，包括速效吸入 β_2 受体激动剂、吸入性抗胆碱药物、全身用糖皮质激素、短效茶碱等。

支气管扩张剂对于哮喘患者的治疗至关重

要,长期使用支气管扩张剂的患者应持续使用至手术前。常用的支气管扩张剂包括长效和短效 β_2 受体激动剂、吸入糖皮质激素和抗胆碱药等。

3．其他治疗措施　哮喘患者的术前管理还包括以下措施:

(1)纠正液体和电解质紊乱;

(2)使用大剂量 β_2 受体激动剂可能导致低钾血症、高血糖和低镁血症,并进一步导致机体对 β_2 受体激动剂反应下降,更易发生心律失常等;

(3)为防止肥大细胞脱颗粒,释放炎性介质,可预防性应用色甘酸钠;

(4)治疗其他合并疾病如肺心病。

三、呼吸系统感染

术前患者合并呼吸系统感染是临床常面临的情况和挑战,尤以小儿术前合并上呼吸道感染和老年患者合并肺部感染对于术后转归的影响较大,下面分别对其术前评估和优化予以简要介绍。

(一)小儿上呼吸道感染

上呼吸道感染(upper respiratory tract infections,URIs)指鼻腔、咽或喉部的炎症,是小儿常见的疾病,临床上可以表现为咳嗽、发热、流涕、打喷嚏、咽喉痛、鼻黏膜充血或不适等症状。URIs 的主要病原体为病毒,常见的病毒有鼻病毒、流感病毒、副流感病毒、呼吸道合胞病毒、腺病毒、柯萨奇病毒等。

URIs 小儿发生围手术期呼吸系统不良事件(perioperative respiratory adverse events,PRAEs)的概率明显增加。风险的根本来源主要是气道分泌物增多和气道高反应性,具体不良事件可以表现为喉痉挛、支气管痉挛、低氧血症、气道梗阻、屏气等。

1. URIs 患儿的术前评估 术前评估的首要出发点在于识别出合并有 URIs 的小儿。小儿URIs 的症状表现不一,可能仅为食欲下降、乏力等非特异性症状,术前应仔细询问小儿是否有咳嗽、咳痰、打喷嚏、咽痛、流鼻涕、发热等,父母确认小儿"感冒"也是重要的提示。其次,还要注意询问小儿是否有合并的呼吸系统疾病如哮喘和肺炎、每年"感冒"的次数、过敏史、父母是否吸烟等。对于有呼吸困难、喘鸣、发热、鼻充血、脓性痰以及每年反复发作 6~8 次以上的小儿,应视为高危,需进行重点关注,仔细评估手术获益与围手术期风险。

术前应对小儿进行仔细的体格检查。查体可能发现咽部充血、扁桃体肥大、颌下淋巴结肿大等,听诊双肺呼吸音有助于排除肺部合并感染的可能,但一般尚需要完善胸片检查。URIs 小儿血清学检查一般无特异性表现,病毒感染者白细胞计数可能正常或下降,白细胞或中性粒细胞升高者需要考虑细菌感染的可能。病原体检查如鼻咽分泌物、痰液培养及抗原检查有助于明确病原体类型,对于治疗有一定帮助。

2. URIs 患儿的围手术期管理 URIs 小儿手术时机的选择最受人们关注。目前对于 URIs小儿是否可以进行麻醉和手术,以及手术时机对 PRAEs 风险的预测尚没有统一的标准和共识。一般认为,小儿 URIs 后的 6 周之内,气道均处于高反应性,因此推迟手术 6 周才可以避免呼吸系统并发症,但考虑到患儿推迟手术可能会使疾病进一步进展,影响疾病预后,在实际情况中必须衡量手术风险与获益,选择相对安全的时间点。

对于择期手术小儿,如果仅有轻度的 URIs 症状,如流清涕,而没有发热,不合并其他并发症,可以进行手术,尽量选择对于呼吸道影响小的麻醉方式,如必须进行气道管理,喉罩优于气管插管。如果 URIs 症状严重,出现发热>38℃、呼吸困难、气促,以及脓性痰等合并肺部感染征象,则需要推迟手术4～6周左右,待症状完全控制再进行手术。对于存在高危因素的小儿,如早产儿,父母吸烟,需要气管插管的全身麻醉,涉及气道、腹部、胸部的大手术等,即使 URIs 症状很轻,也需要进行综合评价,如果风险大于手术获益,则手术也应推迟进行。

对于急诊手术,URIs 小儿无手术麻醉禁忌,但应尽可能收集 URIs 相关病史,评估病情,采取积极的围手术期管理,尽量减少 PRAEs 的发生。

可以应用于 URIs 小儿术前准备的药物包括抗胆碱药物、支气管扩张剂和糖皮质激素等。抗胆碱药物可作用于 M_1 受体,减少气道黏膜腺体分泌,同时也有助于减轻迷走神经介导的气道高反应性,部分麻醉科医师倾向于术前常规应用抗胆碱药物,如阿托品和格隆溴铵。术前雾化吸入支气管扩张剂,如异丙托溴铵和沙丁胺醇,可能对气道反应有一定改善作用。而糖皮质激素通过抑制炎症反应,减轻支气管收缩效应,也是术前准备的重要药物。

(二)老年患者肺部感染

肺部感染是指远端肺泡、远端气道和肺间质

的感染性疾病,临床表现常为发热、咳嗽、咳脓痰、寒战等。老年人由于免疫功能下降,临床表现一般不典型,特异性呼吸道症状少,而精神不振、活动能力下降、神志改变等全身表现较多。老年患者的基线功能状态下降,肺功能衰退,合并有肺部感染的老年患者手术麻醉耐受性将进一步降低。

1. 老年患者肺部感染的术前评估 术前评估时应详细了解病史,询问近期内有无咳嗽、咳痰、发热、乏力、胸痛等症状,评估有无呼吸困难及呼吸困难程度。仔细进行双肺听诊,有无湿啰音及胸膜摩擦音。胸部 X 线是评估老年患者肺部感染严重程度的重要检查,必要时可进一步行胸部 CT。中重度肺部细菌感染可见外周血白细胞升高,C 反应蛋白(C reactive protein,CRP)和降钙素原对细菌感染同样有指导意义。此外,为客观评价老年患者肺代偿能力,需行肺功能检查。

2. 老年患者肺部感染的术前优化 术前患者合并肺部感染,术后肺不张和严重肺炎的发生率明显增加。对于老年患者,择期手术必须推迟到感染完全治愈后的 2 周左右,如为急症手术,应及时经验性应用抗生素,清除气道分泌物,尽量采用对呼吸道影响小的麻醉方式。

术前优化方面,对易反复发生肺部感染的老年人建议在术前戒烟,避免酗酒,通过规律运动提高功能状态,加强呼吸功能锻炼,按季节预防性接种肺炎链球菌疫苗、流感疫苗等。已合并有肺部感染的老年患者,在术前优化阶段,合理应用抗生素是治疗的关键。在留取病原体证据、进行病原体培养和药敏试验后,尽早开始经验性抗生素治疗,待病原体结果回报后选择合适的抗生素继续治疗。对有大量痰液的患者,应促进痰液引流。定期评价治疗效果,结合手术获益和恢复情况,选择合适的手术时机。

参 考 文 献

[1] HELING B, LIWEN F, LINHONG W. Prevalence of chronic obstructive pulmonary disease among community population aged ≥40 in China: a Meta-analysis on studies published between 1990 and 2014[J]. Zhonghua Liu Xing Bing Xue Za Zhi, 2016, 37(1): 119-124.

[2] KARLOH M, FLEIG MAYER A, MAURICI R, et al. The COPD Assessment Test: What Do We Know So Far?: A Systematic Review and Meta-Analysis About Clinical Outcomes Prediction and Classification of Patients Into GOLD Stages[J]. Chest, 2016, 149(2): 413-425.

[3] ARBID S A, EL-KHOURY H, JAMALI F, et al. Association of preoperative systemic corticosteroid therapy with surgical outcomes in chronic obstructive pulmonary disease patients[J]. Ann Thorac Med, 2019, 14(2): 141-147.

[4] Chun E J, Hongping Z, Yan L, et al. The Asthma Control Test and Asthma Control Questionnaire for assessing asthma control: Systematic review and meta-analysis[J]. J Allergy ClinImmunol, 2013, 131(3): 695-703.

[5] NIERMEYER W L, BALL J, WOROBETZ N, et al. Respiratory viral panels and pediatric airway

evaluation: The role of testing for upper respiratory infections to stratify perioperative risk[J]. Int J Pediatr Otorhinolaryngol, 2020, 134: 110057.

第三节 中枢神经系统疾病的术前优化

中枢神经系统疾病包括脊髓和脑（脑干、小脑、间脑、大脑基底核、大脑半球）的病变，病变性质有感染性、血管性、脱髓鞘性、中毒性、变性、肿瘤性、外伤性、遗传性、先天性、代谢和营养障碍性等。中枢神经系统的规范查体能够对患者认知功能水平、脑神经、运动功能及感觉功能提供良好评估。

本节主要介绍合并常见的中枢神经系统疾病，如癫痫、脑血管疾病、帕金森病等患者的术前优化。

一、癫痫

癫痫是神经系统最常见的严重疾病之一，患病率为 0.5%～1%，年龄增长和脑结构性或发育性病变的患者发病率显著升高。癫痫的治疗方式有药物控制发作、病因治疗、外科治疗和预防。30%～40% 的癫痫患者为耐药性癫痫，在这些患者中，10%～20% 可行外科治疗。与非癫痫患者相比，癫痫患者的术前合并症更多，术后并发症如卒中、肺炎、菌血症、急性肾衰竭、伤口感染、术后出血等的风险也更高。

对于癫痫患者，术前评估其病因是原发还是继发于脑肿瘤、脑动脉瘤、脑动静脉畸形、药物、电解质异常、感染、狼疮脑病等。对于药物治疗进行详细问诊。因治疗癫痫的药物有多种副作用如骨髓抑制,贫血,白细胞减少,低钠血症等。

(一)癫痫手术的术前优化

癫痫外科治疗的适应证为颅内占位性病变的继发性癫痫和部分用药物难以控制的原发性癫痫。

1. 术前的一般优化内容　癫痫患者手术前的一般优化内容与其他神经系统疾病患者的相同,包括:

(1)治疗任何存在的呼吸系统感染,以最大程度地减轻术后肺部并发症的风险;

(2)对于有误吸风险的患者,麻醉前预防性给 H_2 受体阻滞剂,以降低胃食管反流风险;

(3)避免使用长效镇静药物,减少对围手术期神经系统疾病评估的干扰;

(4)术前即开始预防性抗深静脉血栓形成的治疗,建议围手术期使用皮下或低分子肝素和/或间歇充气压力装置抗凝;

(5)对于术前严重营养不良的患者和手术前超过 3 天未进食的患者,进行营养支持治疗;

(6)术前纠正脱水,尤其是在应用利尿剂和降低水肿药物的患者中,以维持围手术期足够的脑灌注;

(7)术前与患者沟通,使患者充分了解手术类型、可能的围手术期并发症风险,以及自身的危险因素,稳定患者情绪;

(8)手术前数日应使患者得到充分的睡眠,避免烟酒等刺激物,谨防患者出现术前恐慌、焦虑、激动、失眠或劳累等癫痫的诱因。

2. 术前的神经内科会诊　对于癫痫患者应

在术前请神经内科会诊,关键在于评估癫痫发作的风险,优化术前的发作控制,在任何可能的发作前形成治疗计划。基线发作频率是影响围手术期发作风险最重要的因素,而患者最近一次的发作时间则独立与术后发作的风险相关。

3. 围手术期抗癫痫药物　围手术期应维持抗癫痫药物(antiepileptic drugs,AED)的血清浓度在治疗剂量内,以避免围手术期癫痫发作。

(1)手术前停用 AED,以免影响皮质脑电图及术中对病灶的判断。AED 应一直使用至手术当天早晨再停药,并在手术后立即恢复,必要时肠外给药直到患者恢复口服。

(2)围手术期可继续使用的 AED 包括苯妥英、卡马西平、丙戊酸、氯硝西泮、苯巴比妥、扑痫酮、加巴喷丁、托吡酯等。

(3)对癫痫发作频繁者逐渐停药。如果手术当天有癫痫发作,应推迟手术。

(4)尽管目前的研究认为,绝大多数围手术期癫痫发作的风险独立于麻醉药物的种类或手术的方式,仅与原发的癫痫疾病相关。但应注意避免会诱发癫痫的麻醉药物,如氯胺酮;而使用如苯二氮䓬类、巴比妥类、异丙酚、氟烷等有预防性抗惊厥效果的麻醉剂。

(二)癫痫患者其他手术的术前优化

癫痫患者在行非脑外科手术时,术前优化的一般内容、术前请神经科会诊、AED 的使用同癫痫手术患者。

1. 围手术期抗癫痫药物的影响　术前在某些特定情况下需要检测 AED 的血清浓度,如长时间停药,或 AED 浓度可能出现明显的波动时

（例如某些 β- 内酰胺类抗生素能降低丙戊酸盐浓度）。使用丙戊酸盐时还应警惕其可能导致的血小板减少症、血小板聚集抑制、血管性血友病因子减少、纤维蛋白原耗竭等血液系统的不良后果，但无需调整丙戊酸盐的剂量。

术前麻醉科医师应针对长时间使用抗癫痫药对患者器官功能的影响，对患者进行评估，见表 4-9。

表 4-9 癫痫患者术前器官功能的评估

器官	抗癫痫药的影响
肝脏	肝药酶活性增加，药物在肝内代谢增多。以原形发挥作用的药物有效作用减弱、持续时间缩短；以代谢产物发挥作用的有效作用增强、持续时间可能延长、副作用增加
中枢	抑制作用，与麻醉性镇痛药和镇静药有协同作用
肾脏	可能存在功能不全。严重功能不全时慎用甲氧氟烷、氟烷等吸入麻醉药
血液	抑制造血功能，术前查全血象、凝血功能
其他	由于获得性因素而发现的症状性或继发性癫痫，常伴有原发病的不同症状

2. 围手术期其他注意事项

（1）使用迷走神经刺激器等装置而非药物治疗癫痫的患者，优点是仅需考虑暂时关闭仪器的时间，缺点是这些患者在磁共振成像（magnetic resonance imaging，MRI）等影像学检查的选择方面受限。

（2）对于采取生酮饮食控制癫痫的患者，需要特殊予不含碳水化合物的溶液，并在围手术期监测血清电解质、血糖、pH 值以谨防代谢性酸中毒。

二、脑血管疾病

脑血管疾病包括缺血性脑血管病和脑出血。脑血管疾病的详细评估对围手术期卒中、心脏事件有提示意义。术前评估患者既往有无短暂性脑缺血发作（transient ischemic attack，TIA）症状，若有，则应对患者脑血管进行详细评估后进行择期手术。择期手术最好在脑血管病发作至少 1～3 个月后进行。此外，患者常常合并高血压、动脉硬化性心脏病、肝肾功能减退等复杂病情，麻醉及手术风险较大，全面、细致而有针对性的麻醉手术前管理对保障患者安全至关重要。

（一）缺血性脑血管病手术的术前优化

缺血性脑血管病主要指 TIA 和脑梗死。TIA 好发于 50～70 岁，男性多于女性，多伴有高血压、动脉粥样硬化等危险因素。脑梗死又称缺血性脑卒中。

1. 缺血性脑血管病的围手术期风险　对于一般患者，全麻术后的卒中发生率在 0.08%～0.4% 之间，对于已知存在脑血管疾病的患者，其发生率在 0.4%～3.3% 之间。TIA 和卒中病史的患者在围手术期卒中的风险增加 2～3 倍。

Bateman 等人于 2009 年在全美国结肠、肺部手术住院患者中发现卒中病史是术后卒中的独立危险因素，比值比（odds ratio，OR）为 1.64。Mashour 等人于 2011 年在非心脏、非瓣膜、非神经外科手术的大范围患者中发现，卒中病史（OR=2.9）和 TIA 病史（OR=1.9）均是术后卒中的独立危险因素。2013 年，Sharifpour 等人在非颈动脉手术患者中得出同样的结论，卒中、TIA 或偏瘫病史是术后卒中的独立危险因素，OR 值为 1.72。开放的心脏瓣膜手术和胸主动脉手术显著增加术后卒中发生率至 4% 左右。

2. 是否推迟手术　对于卒中或 TIA 后的患者，由于卒中引起局部血流改变，血 - 脑屏障改变，对二氧化碳的反应性改变等，对于完全性卒中后的患者，大多数麻醉科医师会将择期手术延期至卒中后 6～26 周以后进行。通常由神经外科医师、麻醉科医师、神经内科医师协商讨论后，将择期手术的时间推迟至病因学明确，且血流动力学及神经系统症状尽可能稳定后。

3. 术前评估与优化　对于有一过性脑缺血症状的患者，应在多普勒，影像学及临床充分评估后再考虑择期手术。颈动脉狭窄超过 60% 一般建议行颈动脉手术治疗。如果患者已有缺血症状，颈动脉狭窄超过 50% 即建议行颈动脉手术。一般认为无症状的颈动脉杂音不会显著增加术后卒中发生率，但是可增加并存冠状动脉粥样硬化性心脏病的可能性。

（二）脑出血患者的术前优化

脑出血（intracerebral hemorrhage，ICH）指原发性非外伤性脑实质内出血。基本治疗原则为脱水降颅压，减轻脑水肿；调整血压；防止继续出血；减轻血肿造成的继发性损害；促进神经功能恢复；防治并发症。指南推荐对于神经系统病情恶化，或存在脑干压迫和 / 或脑室阻塞引起的脑水肿的小脑出血患者，以及情况恶化的幕上血肿患者，应尽快行手术清除血肿。

1. 术前评估重点

（1）昏迷：手术患者可能并存昏迷，Glasgow

昏迷评分（表 4-10）是用来判断昏迷深度的方法。总分 3～15 分，评分越低说明昏迷越深，脑组织的损伤程度也越重。当积分≤7 分表明病情严重，积分 3～5 分预后不良，积分≥8 分时预后较好。

表 4-10　Glasgow 昏迷评分

检查项目	反应	评分
睁眼反应	无	1
	对疼痛有反应	2
	对声音有反应	3
	自动睁眼	4
语音反应	无	1
	不理解	2
	不确切	3
	混淆不清	4
	正常	5
运动反应	无	1
	对痛有伸展反应	2
	异常屈曲	3
	对痛有收缩反应	4
	能对疼痛定位	5
	服从指令	6

（2）颅内高压：当仰卧位颅内压（intracranial pressure，ICP）持续超过 2.0kPa（15mmHg，200mmH_2O）即可诊断为颅内高压；持续超过 4.0kPa（30mmHg）提示预后不佳；持续超过 6.7～12.0kPa（50～90mmHg）可造成不可逆转的脑水肿。

（3）瞳孔反应：经治疗后瞳孔仍持续散大和眼球固定患者，死亡率甚高。

2. 围手术期管理　AHA/美国卒中协会（American Stroke Association，ASA）和欧洲卒

中组织（European Stroke Organization，ESO）的ICH 管理指南也适用于 ICH 患者的术前优化管理（表4-11）。

表4-11　AHA/ASA 和 ESO 关于 ICH 患者管理的指南总结

管理项目	优化内容
诊断性检查	CT/MRI/ 血管造影术以排除缺血性脑卒中或继发的 ICH
神经科重症监护	患者收入"卒中"病房
抗凝	尽快尽可能地逆转任何的抗凝 / 抗血小板治疗（请其他专科会诊）
气道 / 呼吸	保证气道通畅，通气和供氧充足：必要时行插管和机械通气
颅内压	药物或放置体外脑室引流控制 ICP
血流动力学管理	ICH 起病 6h 内，在 1h 将动脉血压降至收缩压 <140mmHg 若收缩压 >180mmHg，平均动脉压 >130mmHg，且 ICP 有可能升高，则需监测 ICP 且维持脑灌注压 >60mmHg
抗惊厥药物	不推荐预防性使用抗惊厥药 应用抗癫痫药治疗临床癫痫发作 对于精神抑制状态严重程度超过与脑损伤程度相符的预计值的患者，可行脑电图监测
血糖	监测血糖，避免血糖过高（>180mg/dl）或低血糖
体温	避免体温升高（ICH 患者的发热与预后不良相关）
预防深静脉血栓	应用充气加压装置

AHA/ASA：美国心脏协会 / 美国卒中协会；ESO：欧洲卒中组织；CT：计算机断层扫描；MRI：磁共振成像；ICH：脑出血；ICP：颅内压。

3. 麻醉前准备 对颅内高压患者,术前用药应注意避免引起呼吸抑制,尤其是老年或昏迷患者,一般不使用麻醉前药物。局部麻醉适用于颅内浅表手术或颅骨钻孔减压术。全身麻醉有利于保护呼吸道,充分供氧和施行过度通气。

急性颅内高压患者术前准备的基本原则是避免任何引起和加重颅内高压的因素,避免呼吸抑制,采取积极措施降低颅内压。

(1)利尿:常用利尿药有两类:渗透性利尿药和袢利尿药。前者常用药为甘露醇 0.25~0.5g/kg。甘露醇可引起一过性血容量增加,导致肺水肿。对老年患者在用甘露醇快速渗透性利尿时可偶尔引起硬膜下血肿。后者常用药为呋塞米。两药合用有协同效应,可快速降低颅压,应注意监测血钾变化。

(2)过度通气:对于原先动脉血二氧化碳分压(partial pressure of carbon dioxide in artery,$PaCO_2$)正常的患者,过度通气使 $PaCO_2$ 降至 25~30mmHg,可有效降低颅内压,减小脑缺血的危险性。$PaCO_2$ 不应降至过低(<20mmHg),否则反而会引起脑缺血。

三、帕金森病

帕金森病(Parkinson disease,PD)又称震颤麻痹,是一种中老年人常见的神经系统变性疾病。患者由于基底节分泌多巴胺减少导致锥体外系运动系统的抑制降低。临床表现为自主运动降低,静止性震颤,肌强直,运动迟缓,姿势步态异常,面具脸,言语及走路困难,抑郁及痴呆等。PD 在 60 岁以上人群中的发病率高达 1%,在 80

岁以上的人群中发病率进一步升高,可达 3%~ 5%。术前评估多注重患者呼吸系统,吞咽困难的程度,此类患者多伴发肺部感染。

1. 帕金森患者的围手术期风险 误吸导致的肺炎是 PD 最常见的死因,在围手术期这一风险显著升高,尤其是在暂时停用多巴胺能药物的情况下。同时,停用多巴胺能药物或是手术引起的生理应激造成了帕金森症状的加重,导致患者运动能力下降,出现摔倒、深静脉血栓形成、压疮及体能降低。PD 患者还存在一种罕见但可致命的并发症风险:帕金森病 - 高热综合征(Parkinsonism-hyperpyrexia syndrome,PHS),表现为高热、肌酐酸激酶升高、自主神经功能异常、肌僵直及意识水平改变。发生 PHS 时,治疗的主要依据是内科支持疗法的同时恢复多巴胺能药物治疗。

2. 帕金森患者的围手术期用药 围手术期应尽可能将停用抗帕金森药物造成的影响降到最低。有研究认为将 PD 患者的手术安排在早晨可减轻对身体机能的干扰。术前用多巴胺能药物应持续到手术当日的早晨,并在术后尽早恢复,必要时术后可用鼻胃管或其他途径给药。

某些治疗 PD 的药物则需在术前停用。特别是单胺氧化酶抑制剂应在术前完全停止,以减少药物间相互作用引起的 5-HT 综合征的风险。不应使用多巴胺拮抗剂,主要是止吐药和抗精神病药,以免造成帕金森症状的恶化。

总之,中枢神经系统疾病的患者,尤其是病情控制不佳,近期有癫痫发作、卒中等急性事件的患者,应在术前及早通过门诊等方式咨询神经科医师。对于这些患者,尤其是将要接受高危手术操作的患者,术前需充分评估患者疾病的危险程度、用药情况、重要脏器功能等,围手术期监测患者生命体征、对药物及麻醉的反应等,选择恰当的麻醉方式及药物(表4-12)。

表4-12　术前抗帕金森药物的管理

药物名称	围手术期建议
卡比多巴/左旋多巴	继续用药至手术当天早晨,术后尽早恢复,避免戒断综合征
多巴胺受体激动剂(溴隐亭,金刚烷胺,培高利特)	继续用药至手术当天早晨,术后尽早恢复
恩他卡朋,托卡朋	继续用药以避免戒断综合征;手术前检查肝酶
单胺氧化酶抑制剂	病情评估允许可术前2～3周停药,避免药物相互作用,减少5-HT综合征风险

参 考 文 献

[1] BINDRA A, CHOUHAN R S, PRABHAKAR H, et al. Perioperative anesthetic implications of epilepsy surgery: a retrospective analysis[J]. J Anesth, 2015, 29(2): 229-234.

[2] MASHOUR G A, MOORE L E, LELE A V, et al. Perioperative care of patients at high risk for stroke during or after non-cardiac, non-neurologic surgery: consensus statement from the Society for Neuroscience in Anesthesiology and Critical Care[J]. J Neurosurg Anesthesiol, 2014, 26(4): 273-285.

[3] MEMTSOUDIS S G, SUN X, CHIU Y L, et al. Perioperative comparative effectiveness of anesthetic technique in orthopedic patients[J]. Anesthesiology, 2013, 118 (5): 1046-1058.

[4] ENGELHARD K. Anaesthetic techniques to prevent perioperative stroke[J]. Curr Opin Anesthesiol, 2013, 26 (3): 368-374.

[5] HEMPHILL J C, GREENBERG S M, ANDERSON C S, et al. Guidelines for the management of spontaneous intracerebral hemorrhage: a guideline for healthcare professionals from the American Heart Association/ American Stroke Association[J]. Stroke, 2015, 46 (7): 2032-2060.

[6] MACK P F. Intracranial haemorrhage: therapeutic interventions and anaesthetic management[J]. Br J Anaesth, 2014, 113 (suppl 2): ii17-ii25.

[7] KAUTS L, SHTILBANS A. Perioperative management of patients with Parkinson's disease[J]. Am J Med, 2014, 127 (4): 275-280.

第四节　内分泌系统疾病的术前优化

内分泌系统功能对于机体适应内外环境变化，以及维持内外环境平衡十分重要。有很多患者术前合并一种或多种内分泌疾病，也有的患者因内分泌疾病而需要行手术治疗。麻醉与内分泌疾病的关系非常密切，为减小手术麻醉风险，使患者达到术后加速康复的目的，在术前就必须了解该内分泌疾病的特点，充分做好围手术期的优化管理。内分泌系统疾病较多较复杂，重点评估的系统性疾病包括糖尿病及甲状腺功能亢进。

一、垂体疾病

（一）垂体功能减退

1. 垂体前叶功能减退　常见的是由于肿瘤对垂体的压迫所致的全垂体功能低下，以及垂体缺血性损伤（如产后出血性休克所致希恩综合征）。外伤、手术或放疗均可能造成垂体功能低下。术前需要了解：哪种激素缺乏，及其缺乏程度，激素替代的疗效等。治疗原则为支持疗法、纠正水、电解质紊乱、纠正低血糖、补充肾上腺皮质激素等。生长激素缺乏可导致心肌萎缩，因此术前必须对心脏功能进行评估。

2. 垂体后叶功能减退　主要为尿崩症。需要注意患者术前电解质是否异常，血容量是否足够。主要的治疗包括根据抗利尿激素（antidiuretic hormone，ADH）缺乏的程度及血浆渗透压，应用去氨加压素替代治疗，以及对症治疗如静脉输入电解质溶液。另外可应用一些增加肾小管对内源性 ADH 敏感性的药物，如氯磺丙脲等。

（二）垂体功能亢进

1. 生长激素瘤　心血管疾病是致死的主要原因之一，可表现为高血压、心力衰竭及心律不齐等。肺容量增加，但通气/血流比值失调。生长激素瘤对围手术期各系统的影响见表 4-13。术前要充分评估激素分泌过多对各脏器的影响，特别是心肺功能，如伴发高血压，冠状动脉粥样硬化性心脏病等。

表 4-13　生长激素瘤对围手术期各系统的影响

系统	表现
运动系统	手足肥厚宽大，下颌突出延长，关节痛，骨关节病
心血管系统	心肌病，心脏肥大，心脏收缩和舒张功能受损，心律失常，心脏传导异常，高血压
呼吸系统	睡眠呼吸暂停，困难气道
内分泌系统	糖尿病，月经紊乱，高/低泌乳素血症，原发性甲状旁腺功能亢进（多发性内分泌腺瘤病-1型），治疗后垂体功能减退
神经系统	头痛，视野缺损，复视
其他	疲劳、乏力、大汗

2. 泌乳素瘤　泌乳素瘤对全身影响较小，如无肿瘤压迫所引起的垂体分泌功能障碍，其手术麻醉无特殊。

3. 促肾上腺皮质激素瘤　见肾上腺疾病章节，皮质醇增多症。

二、甲状腺疾病

甲状腺功能异常患者甲状腺激素分泌过多或过少，导致体内代谢和调节的紊乱。轻到中度的甲状腺功能紊乱对围手术期的影响不大。但明显的甲状腺功能亢进或甲状腺功能减退会增加围手术期风险。

（一）甲状腺功能减退

甲状腺功能减退的患者则通常伴有低血压、心动过缓、体重增加、心包积液、对低氧和高碳酸血症引起自主呼吸反应降低等症状。

未经治疗的严重的甲状腺功能减退（四碘甲腺原氨酸，即 $T_4 < 1mg/dl$）或黏液性水肿昏迷的患

者不能进行择期手术,急诊手术术前必须进行甲状腺激素治疗,同时采取支持疗法以恢复正常的血管内液体容量,并维持体温、心脏功能、呼吸功能和电解质平衡。未经治疗的甲状腺功能减退患者手术和麻醉的风险极大。因此,应根据手术急缓和甲状腺激素缺乏的严重程度,手术前充分补给甲状腺激素和皮质醇,使甲状腺功能正常后,再实施择期手术。治疗恰当的指标是临床症状改善,血浆中促甲状腺激素(thyroid-stimulating hormone,TSH)回降到正常范围,药物治疗需持续至手术当日。给予甲状腺激素替代物还可反转由甲状腺功能减退引起的心肌病。

伴有冠状动脉疾病的甲状腺功能减退患者治疗必须十分谨慎。低血清甲状腺激素对心脏有保护作用,使心脏负荷减轻,从而减少心绞痛发作及心肌梗死的发生。给予甲状腺激素的替代物时,甲状腺功能虽恢复正常,但可造成心肌缺血。因此,对于同时患有严重冠状动脉疾病和明显甲状腺功能减退的患者,在行激素治疗之前,应考虑行紧急冠状动脉搭桥手术。

(二)甲状腺功能亢进

甲状腺功能亢进患者通常会有心动过速,心律失常,心前区震颤,心脏杂音,体重减轻及腹泻等。甲状腺功能亢进无论是施行甲状腺手术还是非甲状腺部位手术均会极大地增加手术危险性,必须予以积极的干预。围手术期处理的关键是尽可能在术前从临床上和生物学上使甲状腺功能恢复正常,以降低手术治疗的风险。

1. 围手术期评估内容

(1)基础代谢率:基础代谢率(%)=(脉率+

脉压差)-110,正常范围为 ±10%。轻度甲状腺功能亢进:20%～30%;中度甲状腺功能亢进:30%～60%;重度甲状腺功能亢进:>60%。非急诊手术,基础代谢率不超过正常值的 20%。

(2)症状和体征:静息心率应下降至 90 次/min 以下,同时患者的激动、神经质、震颤、心悸均会好转。全身症状改善,情绪稳定,睡眠良好,体重增加。

(3)实验室检查甲状腺功能:应先用药物控制甲状腺功能,使实验室检查和临床表现正常后再行择期手术。实验室检查包括三碘甲腺原氨酸(triiodothyronine,T_3),T_4,游离三碘甲腺原氨酸(free triiodothyronine,FT_3),游离四碘甲腺原氨酸(free tetraiodothyronine,FT_4),TSH。其中 FT_4 和 FT_3 不受血中甲状腺激素结合球蛋白(thyroxine-binding globulin,TBG)的影响,可直接反映甲状腺功能状态。TSH 是反映下丘脑 - 垂体 - 甲状腺轴功能的敏感指标。

(4)气道评估:注意是否有气管受压变形或移位,患者是否能够平卧。如果有呼吸道受累,宜用表面麻醉清醒气管插管或保持自主呼吸,吸入麻醉后再行气管插管。麻醉前应备齐各种型号的气管插管以备气管狭窄时应用。拔管时也应注意是否存在气管软化萎陷。

2. 围手术期用药 甲状腺功能亢进患者行手术治疗前需用药物控制症状,这样可以大幅度降低甲状腺危象的发生。即使是急症患者术前也需用药(表 4-14),静脉输入艾司洛尔来控制循环系统的高动力状态。

表 4-14　甲状腺功能亢进患者术前的用药治疗

急症手术
艾司洛尔 100～300μg/(kg·min)静脉注射,心率降低至 <100 次 /min
择期手术
口服 β- 受体阻滞剂(心得安,阿替洛尔等),心率降低至 <100 次 /min
抗甲状腺素药
抗甲状腺素药加碘化钾
β- 受体阻滞剂加碘化钾

　　择期手术患者术前药物准备一般需用 6～8 周,当病情得到控制,血中甲状腺激素水平正常,心率在 80 次 /min 左右时,方可加服碘剂。加服碘剂应于术前两周开始,碘剂可使甲状腺充血减轻,以减少术中出血。另外,如有适应证,也可用心得安做术前准备,同时应用心得安和碘剂大约 10 天,以期达到最适手术时机。

　　避免用阿托品,宜用神经安定镇静药等以减少患者烦躁不安和兴奋。苯二氮䓬类是术前镇静的一个很好的选择,抗甲状腺药物和 β- 受体阻滞剂应当持续应用直到手术当天早晨。甲状腺功能亢进并不增加吸入麻醉药的最低有效肺泡浓度。

三、甲状旁腺疾病

(一)甲状旁腺功能减退症

　　甲状旁腺功能减退症患者的麻醉管理取决于围手术期的血浆钙离子浓度。急性低钙血症的治疗可经静脉输入钙,慢性甲状旁腺功能减退症可口服钙剂或维生素 D。给予噻嗪类利尿药,引起钠的排出但并不成比例地增加钙的排泄,从而可提高血钙浓度。在有心脏症状的低钙血症患者术前血清钙必须正常。

（二）甲状旁腺功能亢进症

甲状旁腺功能亢进症患者常因长期的厌食、恶心呕吐和多尿等而有严重脱水和酸中毒，故麻醉前准备中应注意给予充分纠正。麻醉前应注意检查及治疗肾功能损害、心律失常和心力衰竭等。为估计脱水程度和肾功能情况，术前需检查血尿素氮、肌酐及尿比重。补液治疗至少要在术前 24～36h 开始。若有低钾血症，则应补充足量的钾盐。这类患者麻醉前应特别注意预防和处理高钙危象。良好的术前准备，尤其是将血钙降低至安全水平（<3.5mmol/L）至关重要。由于甲状旁腺功能亢进症而加重的骨质疏松，患者在插管时易发生椎体压缩骨折，在搬运过程中易发生骨折。

四、肾上腺疾病

（一）肾上腺功能减退

术前患者管理重点为：围手术期给予外源性类固醇皮质激素的补充；及时地支持治疗和对症治疗。围手术期内应经常监测血糖和血电解质浓度。

当患者使用≥20mg 强的松（或等效其他激素）持续≥5 天时，或当患者提示有肾上腺功能不全时（低钠血症、高钾血症、低血压、嗜酸粒细胞增多），考虑患者会出现围手术期肾上腺功能抑制，将他们列为肾上腺功能不全的高危患者，需根据手术类型和大小补充激素，见表 4-15。

表 4-15　肾上腺功能减退患者围手术期激素使用

手术	急诊手术	限期或择期手术
小	25mg i.v. 氢化可的松（或等效其他激素）	无经验性糖皮质激素使用 如果术中出现肾上腺功能抑制：25mg i.v. 氢化可的松（或等效其他激素）
中	50mg i.v. 氢化可的松（或等效其他激素）	术前行快速 ACTH 刺激试验 出现正常应答：不用激素 无正常应答或术中怀疑肾上腺功能抑制：50mg i.v. 氢化可的松（或等效其他激素）
大	100mg i.v. 氢化可的松（或等效其他激素）	术前行快速 ACTH 刺激试验 出现正常应答：不用激素 无正常应答或术中怀疑肾上腺功能抑制：100mg i.v. 氢化可的松（或等效其他激素）

　　小手术：局部麻醉下进行，或手术持续时间短于 1h 的手术；中手术：包括大多数血管外科手术或骨科手术；大手术：持续时间较长的手术，如食管切除术或使用心肺转流的手术。快速促肾上腺皮质激素（adrenocorticotropic hormone，ACTH）刺激试验：静脉给予 250mg 合成 ACTH，30min 后检测血浆中皮质醇浓度。皮质醇浓度大于 18～20mg/dl，考虑应答正常，患者肾上腺皮质功能正常。

　　ACTH：促肾上腺皮质激素；i.v.：静脉注射。

（二）肾上腺皮质功能亢进

1. 皮质醇增多症　术前需正确评价患者心血管功能、血压、电解质平衡、酸碱平衡、血容量和血糖控制情况。骨质疏松进展情况也须注意，以便手术期间选择适当的体位。术前应重点控制血压、纠正电解质及代谢紊乱，控制感染，治疗相关合并症。以蛋白质代谢、电解质平衡以及激素补充为重点。补钾和应用适量的利尿剂可以改善患者低钾和水钠潴留的情况，同时也能间接地改善患者的心功能。由于手术切除肾上腺可使体内皮质醇浓度急剧下降，严重时可造成皮质醇危象甚至可能危及生命。无论单侧或双侧肾上腺肿瘤在切除之后，均应常规补充糖皮质激素，常规每24h内静脉补充半琥珀酸酯氢化可的松或氢化可的松磷酸盐 100mg，3～6 天后逐渐减量至维持剂量。从第 3 天开始，还可补充盐皮质激素 9α- 氟皮质醇（0.05～0.1mg/d）。使用醛固酮拮抗剂安体舒通可以有效防止钾丢失，并有助于体内过多的液体排泄。术前用药可使患者充分镇静，抑制肾上腺皮质的兴奋，使血浆皮质醇浓度降低。这与减少麻醉诱导的应激刺激，使麻醉诱导和维持保持平稳有密切关系。本病患者绝大多数肥胖，入睡后容易发生呼吸道梗阻，术前药量不宜过大，使用吗啡和哌替啶等对呼吸有抑制作用的药物时尤需注意。

2. 醛固酮增多症　术前准备十分重要，应纠正电解质异常，使血钾尽可能恢复至正常，控制高血压。术前宜适当低盐饮食，每天补充氯化钾 3～6g，使用醛固酮拮抗剂安体舒通（120 ～240mg/d，分 3～4 次口服），将血容量、电解质浓度、血压和肾功能控制至正常或接近正常后手术。当血钾及血压恢复正常时，安体舒通可逐渐减到维持量直到术前。

在切除肾上腺皮质单个腺瘤时不必额外给予外源性皮质醇治疗。然而，对于切除双侧肾上腺多发瘤时，则必须给予外源性皮质醇。如果由于手术操作引起短暂的肾上腺皮质功能低下，经验上可在 24h 内连续静脉输入皮质醇 100mg。

（三）肾上腺髓质交感活性激素过多

儿茶酚胺增多症即嗜铬细胞瘤为起源于神经外胚层嗜铬组织的肿瘤，主要分泌儿茶酚胺，嗜铬细胞瘤起源于肾上腺髓质嗜铬细胞。副神经节瘤可发生于肾上腺外，根据肿瘤是来自交感神经或副交感神经将副神经节瘤分为副交感神经副神经节瘤（包括化学感受器瘤、颈动脉体瘤等）及交感神经副神经节瘤（包括腹膜后、盆腔及纵隔后的副神经节瘤）。嗜铬细胞瘤术前准备包括，使用 α- 受体阻滞剂控制高血压，并在几天后开始予以补液、高钠饮食以恢复血容量，评估终末器官损害程度，治疗心律失常。如行双侧肾上腺切除术，术后应补充氢化可的松。

1. 嗜铬细胞瘤术前系统评估　患者可因长期高血压致严重的心、脑、肾损害或因突发严重高血压而导致危象，儿茶酚胺增多症终末器官损害总结见表 4-16。

表 4-16　儿茶酚胺增多症终末器官损害

器官	临床表现
心脏	急性心力衰竭、心绞痛、心律失常、心肌病、心肌梗死、心肌炎
脑	脑病、脑卒中
血管	主动脉夹层、肢体缺血、器官缺血、体位性低血压、休克
肾脏	急性肾衰竭、血尿
肺	ARDS、肺纤维化、肺水肿、肺动脉高压
胃肠道	肠道缺血（坏死，腹膜炎）
眼	急性失明，视网膜病变

ARDS：急性呼吸窘迫综合征。

2. 术前辅助检查　血常规、肝肾功能、诊断儿茶酚胺增多症的化验检查、胸片（是否有心脏增大、肺水肿）、ECG、超声心动图。常规不需要动态 ECG 监测（心律失常往往能被术前准备纠正）。

3. 术前药物准备

（1）α- 受体阻滞剂：术前 α- 受体阻滞剂的使用至少 7～14 天，目的是恢复正常的血容量和血压，减少处理瘤体时发生高血压危象。α- 受体阻滞剂的应用降低了高血压危象和心功能不全的发生率，使围手术期的死亡率由 40% 降低到 6% 以下。术前 α- 受体阻滞剂应使用到手术当天。临床上并没有由于 α- 受体阻滞剂的应用，引起顽固性低血压的证据。

常选用酚苄明和哌唑嗪。疗效可根据出汗减少，血压得到控制加以判断。但也有的患者经过数周的内科药物治疗，血压没有得到稳定的控制。病情控制的标准可参考阵发性高血压的发作基本控制，或发作频率减少，发作程度明显减轻。血细胞比容是血容量改变的较敏感指标。血细胞比容如能降低 5%，则表明已获得充分的 α- 受体阻滞作用。药物的不良反应有因鼻黏膜充血，出现鼻塞，心动过速和体位性低血压。α- 受体阻滞剂的使用还可改善糖耐量的降低，长期使用（1～6 个月）还可使儿茶酚胺性心肌病出现 ECG 和临床上的缓解。

（2）钙通道阻滞剂：已使用 α- 受体阻滞剂治疗患者常用辅助降压药物，也有研究表明可用作术前准备首选用药。单药使用并不推荐，除非患者围手术期仅有轻度高血压或使用 α- 受体阻滞剂后体位性低血压十分严重。

（3）β- 受体阻滞剂：当同时合并有心动过速或心律失常时，除了使用 α- 受体阻滞剂以外，还应使用 β- 受体阻滞剂，如心得安。需要强调的是在使用 α- 受体阻滞剂之前，不能应用 β- 受体阻滞剂。因为此时 β- 受体阻滞剂的使用，不能抑制儿茶酚胺引起的血管收缩，反而加强了血管 α- 受体的作用，导致外周血管阻力急剧增加。应注意的是，对于儿茶酚胺诱导的心肌病患者，β- 受体阻滞剂的应用可诱发充血性心力衰竭。超声心动有助于了解合并心肌病患者的心脏结构和功能。

（4）血管扩张药：硝普钠直接作用于血管平滑肌，扩张血管，降低外周阻力使血压下降，给药后 5min 起效。维持时间 2～15min，可以 5～200μg/min 泵入，长期使用可出现氰化物中毒。

（5）甲基酪氨酸：阻断儿茶酚胺合成，治疗3 天后达到最大疗效。给予传统用药（α- 受体阻滞剂、β- 受体阻滞剂、钙通道阻滞剂）后高血压控制不理想后使用。

4. 术前准备已完善的参考标准

（1）术前 48h 血压不超过 165/90mmHg；

（2）应出现直立性低血压，但不低于 80/45mmHg；

（3）ECG 没有 ST-T 改变；

（4）5min 之内不能出现 1 个以上的室性期前收缩。

也有文献提出治疗后的最佳循环目标为：BP 90～130/60～80mmHg，坐位心率 60～70 次 /min，立位心率 70～80 次 /min。

五、胰腺疾病

(一)糖尿病

术前主要是对病情较重或已出现糖尿病并发症的患者的评估,特别是合并了心脑血管疾病时,围手术期的死亡率为常人 5 倍,而且手术和麻醉的风险性增加。围手术期管理目标:避免低血糖、避免过度的高血糖、维持电解质平衡、防止脂肪和蛋白质分解。将手术安排在一天的早些时候可以缩短分解代谢的时间,并最低限度地减少术前低血糖的风险。

1. 病史采集和体格检查　对糖尿病患者术前应进行详细的病史采集,评估有无靶器官的损害,并评估其严重程度(表 4-17)。超重,腹部脂肪堆积(通常 BMI 正常),服用激素或有多囊卵巢综合征等均是糖尿病的高危因素。需进行的体格检查包括:生命体征、心肺腹查体、外周动脉搏动触诊、足部检查、皮肤检查、神经系统查体。

表 4-17　糖尿病患者术前相关病史采集

相关病史	采集内容
糖尿病的全身症状	多尿、烦渴、视野模糊
家族史	糖尿病、心脏病、麻醉并发症
社会史	饮食习惯、营养不良史、烟酒史、药物滥用史
目前的糖尿病管理	药物、饮食、锻炼、血糖监测结果
急性糖尿病并发症病史	酮症酸中毒、低血糖、高渗性非酮症昏迷、急性肾衰竭
感染病史	皮肤、足、口腔、泌尿生殖系统

续表

相关病史	采集内容
血管并发症病史	深静脉血栓、肺栓塞、脑血管事件
心脑相关并发症病史	严重高血压、心房颤动、不稳定型心绞痛、主动脉狭窄、充血性心力衰竭、心肌梗死、脑卒中
目前用药	降糖药、降压药、激素、降脂药、利尿剂
动脉粥样硬化的其他危险因素	吸烟、高血压、肥胖、血脂异常、动脉粥样硬化家族史

2. 糖尿病的并发症及对全身脏器的影响　糖尿病患者有多系统受累引起多系统功能障碍的风险，如肾功能障碍，卒中，周围神经性病变，自主神经功能障碍，视网膜病变及关节活动度降低等。更重要的是，长期糖尿病病史与冠状动脉疾病相关，并与围手术期心脏并发症有密切关系。尽管没有症状出现，但糖尿病患者心血管疾病的发病率大大增加。对伴有器官（如心、肾）功能损害者，应进一步了解其功能受损情况，了解ECG有无异常、血清尿素氮（blood urea nitrogen，BUN）检查结果，必要时应检查肌酐清除率及心脏运动负荷试验。当患者存在包括早饱感、无汗、呼吸或体位改变时应有的脉率变化消失等自主神经病的一些表现时，出现无痛性心肌缺血和胃轻瘫的概率极高。围手术期并发症及相关注意事项见表4-18。一旦确定有出现围手术期严重并发症的相应风险，可采取措施以降低风险，见表4-19。

表4-18　围手术期并发症及相关注意事项

并发症	围手术期注意事项
外周感觉异常	使用足跟垫,避免加热垫
膀胱病变	排尿无力,溢出性尿失禁,尿路感染,可考虑直接导尿
胃轻瘫	慎用延缓胃动力药物,反流性食管炎/胃炎
低血糖昏迷	频繁监测
心血管自主神经病变	心律失常:电子监测
无症状心肌缺血:没有典型的胸痛症状	留意不明原因的呼吸困难、低血压和心律失常
晶状体	糖尿病控制不佳患者,视物模糊加重
增殖性视网膜病变	如果过去一年内没有眼科就诊需术前常规排查
肾脏病变	慎用静脉碘造影剂
低肾素、低醛固酮状态	避免低钾血症、低血压
血糖超过150mg/dl时,巨噬细胞功能障碍	增加感染的危险,增加肠外营养患者真菌病的风险,延迟伤口愈合
高脂血症	使用他汀类药物
高血压	治疗时需留意血钾水平、水肿、心率

表4-19　糖尿病围手术期严重并发症的预防

并发症	预防性治疗措施
心脏事件	评估心肌缺血 围手术期使用β-受体阻滞剂 严格控制血糖 降脂治疗 使用阿司匹林或其他抗血小板药物 维持血压基线值上20%以内(或平均动脉压维持在75～95mmHg,且/或将舒张压维持在65～85mmHg)

并发症	预防性治疗措施
卒中	围手术期使用 β- 受体阻滞剂
	围手术期使用 ACEI
	严格控制血糖
	使用阿司匹林或其他抗血小板药物
	降脂治疗
肾功能不全	优化血压控制
	优化血糖控制
	围手术期使用 ACEI
	尽量减少使用肾毒性药物
	限制蛋白质摄入量 0.8g/（kg·d）

ACEI：血管紧张素转换酶抑制剂。

3. 实验室检查　实验室检查包括空腹血糖、餐后血糖、糖化血红蛋白、尿糖、尿酮、血脂、血压和体重指数等。要力争在术前满足：

（1）空腹血糖 70～120mg/dl（最高 140mg/dl），餐后 2h 血糖 130～180mg/dl（最高 200mg/dl）；

（2）糖化血红蛋白能反映测定前 1～2 个月的血糖控制情况，$HbA_1C<7.0\%$；

（3）尿糖餐前阴性，餐后可弱阳性；

（4）尿酮体阴性，无酮症酸中毒，但肥胖者饥饿疗法时易出现尿酮体阳性。

如术前血糖超过 200mg/dl（11.1mmol/L），术中可能出现更严重的高血糖。对于糖尿病控制不良的择期手术应延期，直到高血糖、酸中毒等症状得到纠正。

4. 围手术期治疗　术前一般均要停用口服药而调整到胰岛素治疗来保证血糖维持在正常范围。有人认为长期口服降糖药，可在术前一晚继续服用,然而应注意口服降糖药的作用时间,某些药物(如氯磺丙脲)可在服用后24～36h仍有降低血糖作用。通常认为围手术期可接受的血糖低限是不引起低血糖发作,高限是不会引起渗透性利尿和高渗性昏迷。

5. 糖尿病患者急诊手术　患有糖尿病患者的急诊手术,应在病情允许的情况下进行必要的术前准备,包括了解病情、必要的实验室检查如血糖、尿糖、尿酮体、肾功能、血气、电解质和ECG等,以及必要的治疗。对于糖尿病症状控制不满意而又需急诊手术的患者,应在术前准备的同时开始糖尿病治疗,尽量避免出现严重的高血糖和酮症酸中毒,使水电解质紊乱得到纠正。酮症酸中毒的患者原则上应延缓手术,尽可能在术前纠正酮症酸中毒和高渗性昏迷或控制病情的同时施行麻醉和手术。容量不足和低血钾得到部分治疗可降低酮症酸中毒引起的心律失常和低血压。另外要了解糖尿病患者是否伴有心、脑血管及肾脏的并发症。要警惕术中发生心力衰竭、心肌梗死或恶性心律失常的可能。

胰岛素治疗后,应注意监测血钾,适当补钾治疗。术前给予甲氧氯普胺10mg可有效促进胃对固体食物的排空。

(二)胰岛素瘤

术前正确诊断及防止低血糖发作十分重要。需反复间断测定血糖的水平,必要时输注葡萄糖液或胰岛素控制血糖,注意鉴别低血糖昏迷。

六、肥胖

肥胖患者发生吸入性肺炎的风险增高,应考

虑术前常规应用 H_2 受体拮抗剂和胃复安治疗。需要进行大手术的极度肥胖患者术前的评价应包括胸部影像学、ECG、动脉血气和肺功能检查对心肺功能储备的评价。如肥胖患者术前有习惯性打鼾、白天嗜睡或睡眠期间有呼吸暂停现象，则应行多导联睡眠监测。术前使用 CPAP 和 BiPAP 积极纠正氧合及呼吸道状态，是否有必要推迟手术目前尚无定论，使用 2～3 周足以达到较好的治疗目的。有证据表明肥胖是患者术后出现大面积肺栓塞引发猝死的主要危险因素，术前需对下肢深静脉系统进行评估，术前通常给予预防性抗凝治疗。

参 考 文 献

[1] BUTTERWORTH JF, MACKEY DC, WASNICK JD. Morgan &Mikhail's Clinical Anesthesiology[M]. New York：McGraw-Hill, 2013.

[2] MILLER RD, COHEN NH, ERIKSSON LI. Miller's Anesthesia[M]. Philadelphia：Elesiver, 2015.

[3] 邓小明, 姚尚龙, 于布为, 等. 现代麻醉学[M]. 4 版. 北京：人民卫生出版社, 2014.

[4] KIERNAN CM, SOLóRZANO CC. Pheochromocytoma and Paraganglioma：Diagnosis, Genetics, and Treatment [J]. Surg Oncol Clin N Am, 2016, 25（1）：119-138.

[5] PERAMUNAGE D, NIKRAVAN S. Anesthesia for Endocrine Emergencies[J]. Anesthesiol Clin, 2020, 38 （1）：149-163.

[6] LENDERS JW, DUH QY, EISENHOFER G, et al. Pheochromocytoma and paraganglioma：an endocrine society clinical practice guideline[J]. J Clin Endocrinol

Metab，2014，99（6）：1915-1942.

[7] SCHROEDER SM. Perioperative Management of the Patient with Diabetes Mellitus. Update and Overview［J］. Clin Podiatr Med Surg，2014，31（1）：1-10.

第五节 肾脏疾病的术前优化

肾脏具有调节血容量、渗透压、酸碱平衡和电解质平衡以及排泄药物和代谢终产物的作用。术前合并肾脏疾病的患者应充分评估和优化，避免患者围手术期出现肾功能不全加重、毒性终产物蓄积或电解质紊乱等恶性事件。泌尿系统方面的评估主要注重肾功能方面，因很多麻醉药物需经肾脏代谢。肾功能受损多由于高血压、心血管系统疾病、糖尿病或电解质紊乱。

一、急性肾衰竭

大多数急性肾衰竭需要手术的患者病情危重，围手术期管理依赖术前的透析治疗。血液透析比腹膜透析更有效，可通过颈内静脉、锁骨下静脉或股静脉临时插管进行透析。非少尿患者是否透析应视患者的情况而定。透析的指征为：液体过负荷、高钾血症、严重酸中毒、代谢性脑病、心包炎、凝血异常、顽固的消化道症状、药物中毒。

二、肾功能不全但残存肾功能

管理重点为保留残余的肾功能，避免及纠正肾功能不全的加重因素：低心排出量或低肾血流量、严重感染、梗阻性黄疸、挤压伤、肾毒性药物的使用（ACEI、NSAIDs、氨基糖苷类抗生素）、高钙及高尿酸血症。

三、慢性肾衰竭

术前需了解患者的慢性肾脏病（chronic kidney disease，CKD）分期，CKD4 期或 5 期的患者必须在能进行肾脏替代治疗的医院进行手术治疗。术前对透析患者停用 ACEI、ARB 和利尿剂，术前停用这些药物可能减轻低血容量相关的血流动力学不稳定性。无论是在择期还是急诊手术之前，均应评估和控制下列因素：

1. 液体平衡 应通过皮肤黏膜检查、水肿、肺部听诊的常规方法和比较透析前后的体重变化、监测生命体征（直立性低血压、心动过速）对患者的水合程度进行评估。偶尔可能需要测定有创中心静脉压。透析治疗的患者需要了解其正常的水合体重和每天的液体容许量。最后一次血液透析应在术前 1 天进行，使液体在体内达到平衡和清除残余肝素。

患者在手术之前必须容量正常，脱水能引起进一步肾损害。严重肾功能障碍但不需透析的患者，术前禁食时静脉输注平衡盐溶液 10～20ml/kg 是有益的，如果有失血也需补充。

2. 生化平衡

（1）高钾血症：手术当天的血清钾浓度应不超过 5.5mmol/L。血清钾浓度在 6～7mmol/L 时可有明显的 ECG 改变（T 波高尖、QRS 波和 PR 间期延长、QT 间期缩短、心脏阻滞、心室颤动），必须立刻治疗。血清钾浓度超过 10mmol/L 时可发生心室颤动。高钾血症的初始治疗应针对拮抗钾的心脏作用,并同时开始从体内清除钾的治疗。如果这些措施无效,则需急诊透析。

紧急情况时治疗高血清钾的方法包括:

1)10% 葡萄糖酸钙 0.5ml/kg,最多 20ml,对心肌细胞有立即的稳定作用,但时间短暂,洋地黄治疗者避免应用;

2)静脉注射或输注 50% 葡萄糖溶液 50ml,使钾即刻转移至细胞内,能维持 4～6h;可加入 5～10u 胰岛素,但应监测血糖水平;

3)静脉输注碳酸氢钠 1～2mmol/kg,输注时间不少于 5～10min;维持时间短,会增加钠和液体负荷;

4)雾化吸入沙丁胺醇 2.5～5mg 有助于钾向细胞内移动;

5)聚苯乙烯磺酸钙(0.5g/kg)经直肠或口服给药,每 8 小时 1 次,产生作用约需 12h。

(2)代谢性酸中毒:改善酸中毒的最好方法是透析。只有在 pH 小于 7.2 时才考虑应用碳酸氢盐溶液。酸中毒不宜过快纠正,特别是有低钙血症时,过快纠正酸中毒可能诱发癫痫。

(3)其他:处理低钙血症、高镁血症、高磷血症。主诉呼吸困难的患者进行血气分析有助于发现低氧血症,评价酸碱状态。

3. 心血管功能　心血管异常占慢性肾衰竭(chronic renal failure,CRF)患者死亡原因的 48%,其中系统性高血压最常见,是 CRF 的最显著危险因素,在术前必须控制。高血容量引起的高血压是透析的指征。透析可激活肾素 - 血管紧张素 - 醛固酮系统,而对控制高血压不利,建议增加抗高血压药物的剂量。

出血性尿毒症性心包炎主要发生于透析治疗不充分的患者,常有房性心律失常,如未经治疗,可进展成心包填塞,应立即透析。炎症和渗出引起血流动力学不稳定的患者需要立即引流,通常经皮放置心包引流导管,偶尔需心包开窗或切除术。对血管内液体补充治疗无反应的低血压是发生心包填塞的重要线索。缺血性心脏病是 CRF 患者的常见死亡原因,瓣膜和血管钙化性心脏病变的发生率增加。慢性肾功能不全患者术前应行12 导联心电图、超声心动图予以评估。

4. 血液学异常

(1)贫血:术前应对贫血状况进行评估。主要治疗措施是重组人红细胞生成素(erythropoietin,EPO),目标是维持红细胞压积在 36%~40%,但快速提高血红蛋白浓度至 100g/L 以上常加重高血压并可促发心力衰竭。

(2)凝血紊乱:CRF 患者在围手术期有过度出血的倾向,出血事件是引起并发症和死亡的主要原因。凝血的实验室检查通常正常,出血时间可延长,可作为筛查试验。CKD 患者即使血小板、凝血功能都正常时,仍会有血小板功能异常。血小板黏附和聚集性降低,输注血小板不能纠正血小板功能障碍。快速改善凝血可用冷沉淀物或去氨基精加压素(desmopressin,DDAVP),见表 4-20。

表 4-20 尿毒症性出血的治疗

药物	剂量	起效时间	作用高峰	作用持续时间
冷沉淀物	10u i.v. 30min	<1h	4~12h	12~18h

续表

药物	剂量	起效时间	作用高峰	作用持续时间
DDAVP	0.3μg/kg i.v.	<1h	2～4h	6～8h
结合雌激素	0.6mg/(kg•d) i.v. ×5d	6h	5～7d	14d

DDAVP：去氨基精加压素；i.v.：静脉注射。

5. 透析疗法　对于择期手术，腹膜透析治疗的患者应在进入手术室之前继续透析；血液透析者应在术前 1 天接受透析，如果手术当日予以透析，最好在最小肝素化下进行或不用肝素（取决于要进行的手术）。术前急诊透析的指征包括（AEIOU）：

（1）代谢性酸中毒（metabolic acidosis）；

（2）电解质紊乱（electrolyte abnormalities），通常是高钾血症；

（3）中毒（intoxication），如药物浓度过高；

（4）肺水肿／液体超负荷（oedema/fluid overload）；

（5）尿毒症相关疾病（uraemic consequences），如心包炎和脑病。

6. 其他　液体过负荷或左心衰竭可并发肺水肿，术前应行胸片以排查。透析的患者会出现高凝状态。厌食、恶心、呕吐、应激性溃疡引起的出血、腹泻和呃逆都是常见症状，可加重脱水和营养不良，可服用质子泵抑制剂治疗；如果有发生食管反流的危险，应给予 H_2 受体拮抗剂或非颗粒性制酸剂（例如枸橼酸钠）。保护动静脉瘘和可能进行造瘘的部位很重要，应避免穿刺前臂和肘前静脉。术前用药应注意主要经肾脏消除的药物,为防止药物蓄积中毒应调整剂量或监测血药浓度。

四、肾移植后的患者

评价患者的肾功能:正常、肾功能不全但残存肾功能、肾病终末期需要血液透析,并根据肾功能给予术前评估和优化。关注免疫抑制剂的副作用,需严密监测血糖和心血管功能。

参 考 文 献

[1] BUTTERWORTH JF, MACKEY DC, WASNICK JD. Morgan &Mikhail's Clinical Anesthesiology[M]. New York: McGraw-Hill, 2013.

[2] MILLER RD, COHEN NH, ERIKSSON LI. Miller's Anesthesia[M]. Philadelphia: Elesiver, 2015.

[3] 邓小明,姚尚龙,于布为,等. 现代麻醉学[M]. 4 版. 北京:人民卫生出版社,2014.

[4] BRENTJENS TE, CHADHA R. Anesthesia for the Patient with Concomitant Hepatic and Renal Impairment [J]. Anesthesiol Clin, 2016, 34(4): 645-658.

[5] MEERSCH M, SCHMIDT C, ZARBOCK A. Patient with chronic renal failure undergoing surgery[J]. Curr Opin Anaesthesiol, 2016, 29(3): 413-420.

第六节 肝脏疾病的术前优化

肝脏是人体最重要的合成和代谢器官,肝脏疾病会影响肝细胞功能和 / 或胆管系统功能,蛋白质合成(如凝血因子,白蛋白),胆汁调节及药物和毒物代谢。肝细胞性疾病如肝炎（病毒、酒精或自身免疫性）和肝细胞癌均可影响肝脏功能。阻塞性功能异常，如胆总管结石，胆管肿瘤（肝外），原发性胆汁性肝硬化（肝内），原发性硬化性胆管炎（肝内或肝外）均可引起胆汁淤积。

　　肝脏术前优化的目的主要是客观地评估患者的肝脏功能状态，判断预后，采用快速康复路径，减少手术和麻醉对肝脏功能的打击，降低患者术后并发症风险、促进恢复、减少住院时间。

一、术前咨询和患者宣教

　　2016 年出版的肝脏外科 ERAS 管理指南指出，肝脏手术的患者应常规接受专业的术前咨询和宣教。术前咨询能提高患者的知情同意，增加患者在医疗决定中的参与度。除门诊医师建议和书面文件外，患者也可利用如国际患者决策辅助标准等正规渠道的网络资源进行术前咨询，从而更好地针对自身病情做出合理决定。患者宣教可充分明确到患者在术后恢复任务中的详细步骤和具体细节，例如患者的围手术期进食、活动和呼吸疗法等，以利于改善患者的临床结局，减少大手术后的并发症。

二、术前肝功能评估

　　术前应综合考虑肝功能检测结果和临床评估，全面做出肝功能的评估。根据不同疾病的患者，有针对性地选择肝功能检测的种类。对患者基础病的详细问诊及治疗方案和并发症的评估对麻醉药物的应用均有指导性意义。有以下几方面肝脏疾病的患者预示着患者围手术期预后不良：

（1）Child-Pugh 分级 C 级肝硬化（表 4-21）；

（2）急性肝炎（病毒或酒精性）；

（3）慢性活动性肝炎伴有黄疸、肝性脑病、凝血障碍或肝酶升高；

（4）腹部手术；

（5）凝血酶原时间（prothrombin time，PT）延长大于等于 3s 或依赖维生素 K 治疗。

表 4-21　Child-Pugh 分级

项目	1 分	2 分	3 分
腹水	无	轻微	中量
胆红素（mg/dl）	<2	2～3	>3
白蛋白（g/L）	35	28～35	<28
凝血酶原延长时间（s）	<4	4～6	>6
脑病（程度分级）	无	1～2	3～4

A 级：5～6 分；B 级：7～9 分；C 级：10～15 分。

（一）常规肝功能检测

由于血浆蛋白（尤其是白蛋白含量）和胆红素代谢在肝损害过程中的敏感性，一般采用蛋白质代谢和胆红素代谢检测两种方法来评估术前肝损害的程度。蛋白质代谢检测通过测定血清蛋白的量和质来侧面反映肝脏的新陈代谢，胆红素代谢检测也是评价肝功能的常用方法。血清总胆红素的正常值为 3.4 ～18.8μmol/L（0.2～1.1mg/dl）。肝脏疾病中胆红素浓度明显升高反映有严重的肝细胞损害。以上两种检测方法结合临床表现可用于估计肝损害的程度（表 4-22）。

也可用 Child-Pugh 分级估计肝脏疾病患者的

手术危险性（见表 4-21）。A 级：5～6 分手术危险性小（相当于代偿性良好的肝硬化）；B 级：7～9分中等危险（肝功能明显受损）；C 级：10～15 分危险性大（失代偿性肝硬化）。

表 4-22　肝损害程度的估计

	轻度损害	中度损害	重度损害
血清胆红素（mg/dl）	<2	2～3	>3
血清白蛋白（g/L）	>35	28～35	<28
腹水	无	易控制	不易控制
神经症状	无	轻度	昏迷前期
营养状态	好	尚好	差,消瘦
手术危险性	小	中	大

此外，临床上对血清内酶类的活力检测也可辅助诊断肝胆系统疾病。

（二）定量肝功能检测

1. 染料排泄检测　肝脏清除功能检测可以较定量地估计肝细胞损害的程度和有功能肝细胞的总数。染料排泄检测包括磺溴酞钠（bromsulphalein, BSP）检测和吲哚菁绿（indocyanine green, ICG）检测。BSP 检测可间接推测有效肝细胞总数，了解肝储备功能，临床上常静脉注射 BSP 5mg/kg，测定 30min 或 45min 时的滞留率，正常值为 0～6%（45min），如超过 8% 有临床意义。ICG 检测更为安全而灵敏，静脉注射 0.5mg/kg，10min 滞留率正常值为 7.83%±4.31%，正常上限为 12.2%；如静脉注射 5mg/kg 可增加检测灵敏度。

2. 药物代谢测定　药物代谢实验测定肝脏对药物的清除率。肝内在清除力很高时，肝脏的清除率反映药物进入肝脏的速度,血流变化对清除的影响较大。而肝内在清除率很低时,肝脏的清除基本上与肝血流无关。因此,选择高摄取率的物质来测定肝血流量,如吲哚菁绿、利多卡因、硝酸甘油等;而选择摄取率低的物质来定量测定肝细胞的代谢功能,如氨基比林、安替比林、半乳糖、咖啡因等。

单乙基甘氨酸二甲基苯胺(monoethylglycine-xylidine,MEGX)检测现广泛应用于肝移植领域。方法为 2min 内静脉注射利多卡因 1mg/kg,注药后 15min 抽血查 MEGX 浓度,正常值为 34 ~ 110μg/L。

(三)肝脏影像学检查

在择期肝切除术前,有必要获得高质量的影像学检查结果,以确定预期的肝切除术后剩余肝体积和功能。

1. CT 或 MRI 检查方法可选 CT 或 MRI。临床上常使用 CT,但已有研究指出弥散加权成像(diffusion weighted imaging,DWI)在探测肝脏病灶以及分辨良性或恶性(转移性)病灶方面的灵敏度显著优于多排螺旋 CT(multi-slice computed tomography,MS-CT)。

2. ^{99m}Tc- 甲溴苯宁 - 肝胆 - 闪烁显像 ^{99m}Tc- 甲溴苯宁 - 肝胆 - 闪烁显像(hepatobiliary scintigraphy,HBS)是 2016 年提出的定量肝功能测试方法,HBS 在发现手术高风险患者方面明显优于 CT,其使门静脉栓塞术(portal vein embolization,PVE)具有功能导向性,从而显著降低术后肝衰竭(liver failure,LF)的发病率和 LF 相关的死亡率。

3. 其他肝脏显像 北京协和医院毛一雷和杜顺达教授于 2008 年指出,应用 ^{99m}Tc- 二乙基乙酰苯胺亚氨二醋酸（ethylene hepatobiliary iminodiacetic acid，EHIDA）肝脏显像结合单光子发射计算机断层显像（single photon emission computed tomography，SPECT）扫描在临床上进行肝功能的三维立体评估，为进一步建立肝脏可切除范围的风险评估体系奠定一定的基础。毛一雷教授在 2009 年的综述中指出，应用针对去唾液酸糖蛋白受体（asialoglycoprotein receptor，ASGPR）的特异性显像剂 ^{99m}Tc- 半乳糖基人血清白蛋白（galactosyl human serum albumin，GSA）的 SPECT 图像，可以得到评价肝脏储备功能的参数和肝脏功能的三维分布，进而可以根据术前预定切除范围计算剩余肝脏的功能。

三、麻醉前准备

（一）术前禁食和术前碳水化合物补充

接受术前碳水化合物补充的患者围手术期胰岛素抵抗降低，不适、饥饿、口渴、恶心、焦虑等并发症也相应减少。考虑到胰岛素抵抗在肝脏再生中的有害作用，2016 年肝脏手术 ERAS 管理指南推荐术前禁食液体不应超过 2h，禁食固体食物不应超过 6h；且应分别在肝脏手术的前一晚和麻醉诱导前 2h 补充碳水化合物。

（二）术前预防血栓形成

正常肝实质中的肝脏大切除术是术后肺栓塞（pulmonary embolism，PE）的独立危险因素之一。《指南》推荐术前（尤其肝脏大手术前）2～12h 开始应用低分子肝素或肝素，以降低血栓栓塞性并发症的风险。同时使用弹力袜和间歇充气压装置有助于进一步降低血栓栓塞形成的风险。

（三）术前预防性使用抗生素

《指南》推荐在肝切除术前 1h 内、皮肤切开前静脉注射单剂量抗生素，不推荐术后预防性使用抗生素。

（四）麻醉方式

开放性肝切除术中，连续硬膜外麻醉因可能引起低血压而成为术后肾衰竭的危险因素。多项研究表明，阿片类药物复合局部麻醉药的单次脊椎麻醉相较于连续硬膜外麻醉具有降低肝脏大手术后硬膜外血肿发生的风险、减少术后疼痛、加快患者术后独立活动等优点。联合应用连续切口局部浸润与患者自控镇痛（patient-controlled analgesia，PCA）能显著缩短住院时间。而连续硬膜外麻醉则使患者术后并发症的风险升高。故对于开腹肝切除术患者，ERAS 指南不推荐常规使用连续硬膜外麻醉，而选择多模式镇痛结合连续切口局部浸润或单次腰麻。

肝脏作为人体内最重要的器官之一，承担着合成、代谢等生理生化功能。肝脏手术对于麻醉科医师、外科医师和患者而言，都具有巨大的挑战性。肝脏手术的术后并发症发生率和死亡率高，患者的住院时间长，医疗费用高。对肝脏的术前优化，主要包括术前咨询和患者宣教、术前肝功能评估和术前准备三个方面（如图 4-4）。术前咨询与患者宣教帮助患者更好地做出与自身病情相关的决定，了解术后恢复任务的具体细节；术前肝功能评估能帮助我们了解肝脏的生理功能状态或肝脏的损害程度；术前准备包括围手术期营养、术前碳水化合物补充、预防血栓形成、术前预防性使用抗生素及选择多模式镇痛结合阿片类药物复合单次脊椎麻醉等的麻醉方式,具有加快患者的恢复、减少住院时间、降低并发症的风险等优点。

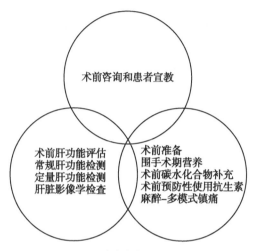

图4-4　肝脏的术前优化总结

参 考 文 献

[1] DOKMAK S,FTéRICHE FS,BORSCHEID R,et al. 2012 Liver resections in the 21st century: we are far from zero mortality[J]. HPB(Oxford), 2013, 15(11): 908-915.

[2] CIESLAK KP,BENNINK RJ,GRAAF W,et al. Measurement of liver function using hepatobiliary scintigraphy improves risk assessment in patients undergoing major liver resection[J]. HPB(Oxford), 2016, 18(9): 773-780.

[3] BILKU DK,DENNISON AR,HALL TC et al. Role of preoperative carbohydrate loading: a systematic review

[J]. Ann R Coll Surg Engl, 2014, 96(1): 15-22.

[4] NYGREN J, THACKER J, CARLI F et al. Guidelines for perioperative care in elective rectal/pelvic surgery: Enhanced Recovery After Surgery(ERAS®)Society recommendations[J]. World J Surg, 2013, 37(2): 285-305.

[5] KAMBAKAMBA P, SLANKAMENAC K, TSCHUOR C, et al. Epidural analgesia and perioperative kidney function after major liver resection[J]. Br J Surg, 2015, 102(7): 805-812.

[6] KASIVISVANATHAN R, ABBASSI-GHADI N, PROUT J, et al. A prospective cohort study of intrathecal versus epidural analgesia for patients undergoing hepatic resection[J]. HPB(Oxford), 2014, 16(8): 768-775.

[7] BELL R, PANDANABOYANA S, PRASAD KR. Epidural versus local anaesthetic infiltration via wound catheters in open liver resection: a meta-analysis[J]. ANZ J Surg, 2015, 85(1-2): 16-21.

[8] MELLOUL E., HüBNER M., SCOTT M, et al. Guidelines for perioperative care for liver surgery: Enhanced Recovery After Surgery(ERAS)Society recommendations[J]. World J Surg, 2016, 40(10): 2425-2440.

第七节 血液系统疾病的术前优化

血液系统疾病是手术患者常见的围手术期合并症,合理的术前优化对于改善患者预后和保障手术顺利进行是必不可少的。

一、贫血

贫血是一种非常常见的围手术期血液系统疾病。世界卫生组织对贫血的定义为男性血红蛋白（hemoglobin，Hb）<130g/L，女性 Hb <120g/L。按照这一定义，贫血在老年男性及老年女性中的发病率约为 11% 和 10.2%。目前已经证实，术前贫血会显著影响手术患者的术后并发症率、死亡率、住院时间和功能康复。而且术前贫血的患者围手术期输血的可能性大大增加，从而增加输血相关的各种风险。因此，对贫血患者进行术前优化是围手术期管理的重要一环。

专家推荐所有进行择期手术的患者应在术前 4 周评估是否存在贫血，而所有的贫血患者均应接受相应治疗，尽量使血红蛋白在术前达到正常范围。

提前 4 周评估为筛查贫血原因及纠正贫血提供了充足的时间。首先需要考虑的贫血原因是缺铁性贫血、营养性贫血和慢性肾功能不全。在纠正贫血方面，促 EPO 对于提高血红蛋白是非常有效的，使用一周相当于输注一个单位的浓缩红细胞。但是 EPO 有潜在心血管及血栓风险，因此使用时需要密切监测与剂量调整。补铁治疗对于缺铁性贫血的效果很好，其中静脉补铁速度更快、耐受性更好，副作用少，需要注意的并发症是过敏反应，目前新型制剂的过敏反应发生率已明显降低。而联合应用 EPO 和铁剂可以减少 EPO 的用量，并且降低围手术期输血率。另外对于存在术中大出血风险的患者而言，在手术前可以采用术前自体血预存和 / 或急性等容血液稀释的方法，预留一部分患者的自体血以应对术中大量失血的情况。然而，这种方法的适用人群需谨慎选择，否则可能会造成医源性贫血。

二、血小板减少

血小板减少的定义为血小板计数少于 $150×10^9/L$，常见的病因包括血液系统疾病、自身免疫疾病、先兆子痫、感染、放化疗及药物相关血小板减少等。若术前发现血小板减少，首先应做的是重复化验，查看外周血涂片，用非乙二胺四乙酸（ethylenediamine tetraacetic acid，EDTA）抗凝的采血管复查血常规。如果血小板严重减少并且手术出血风险较大，术前需要输注血小板提高其计数。对于大多数外科手术而言，术前应通过输注血小板使得血小板计数大于 $50×10^9/L$，而对于一些高风险操作，如神经外科手术或大型心脏手术或骨科手术，术前血小板计数应大于 $100×10^9/L$。另外，如果麻醉方式选择持续硬膜外麻醉的话，应保证血小板计数大于 $80×10^9/L$。

三、凝血功能障碍

凝血功能障碍可分为先天性凝血功能障碍和获得性凝血功能障碍。在手术前评估患者的出血风险是很重要的，最简单有效的方法就是详细询问患者的出血相关病史，包括有无手术外伤后的大量出血、关节肌肉的自发出血、有无影响凝血功能的相关疾病（如肾脏、肝脏、血液疾病等）。如果病史提示患者凝血功能可能存在异常，或者手术出血风险极大，则可进一步进行凝血功能检查。通常来说，患者术前凝血功能检查

PT 结果异常最为常见的原因为实验室误差、肝脏疾病和营养不良。若重复检查后结果仍异常，可检测肝脏功能，并且可以尝试给予维生素 K（每天口服 1～5mg 1 次，连续使用 3 天）。而活化部分凝血活酶时间（activated partial thromboplastin time，APTT）结果异常首先应除外抽血过程中肝素的影响，其他常见原因包括血管性血友病（von Willebrand disease，vWD）和血友病。原则上，在明确凝血功能异常的原因之前，不应进行择期手术。

（一）先天性凝血功能障碍

常见的先天性凝血功能障碍包括 vWD 和血友病。vWD 是由于血浆中 von Willebrand 因子（von Willebrand factor，vWF）缺乏或分子结构异常导致的凝血功能异常，其临床特点为自幼即有出血倾向，出血时间延长、血小板黏附性减低，对瑞斯托霉素诱导的血小板凝集功能减弱或不凝集。

对于出血风险小的小型手术，术前优化应使用去氨加压素治疗，而对于出血风险较大的大型手术，则应该使用 vWF 制剂提高 vWF 和因子Ⅷ浓度。血友病可分为血友病甲（因子Ⅷ缺乏）及血友病乙（因子Ⅸ缺乏）两型。在进行手术前，可使用凝血酶原复合物、因子Ⅷ或Ⅸ制剂对血友病患者进行优化治疗。为了使得大型外科手术成功止血，手术前凝血因子水平需达到正常值的 60%～100%。

（二）获得性凝血功能障碍

获得性凝血功能障碍的原因主要包括抗凝药物、肝脏疾病和肾脏疾病。常用的抗凝药物包括肝素、低分子肝素和华法林。

1. 肝素和低分子肝素 肝素是一种间接凝血酶抑制剂,可与抗凝血酶结合,增强其对凝血酶及因子 Xa 的灭活作用。肝素的半衰期为 1.5～2h,在治疗静脉栓塞时的治疗目标为 APTT 延长 1.5～2 倍,在急诊手术前可使用鱼精蛋白拮抗肝素的抗凝作用。低分子肝素与肝素相比,保留了对因子 Xa 的抑制作用,而对凝血酶的抑制作用较弱。因此低分子肝素对 APTT 的影响较小,如果需要监测,可通过监测抗因子 Xa 活性来评估低分子肝素的水平。与普通肝素不同,鱼精蛋白不能完全消除低分子肝素的抗因子 Xa 活性,只能部分逆转其抗凝效果。

2. 华法林 华法林是一种维生素 K 拮抗剂,可以抑制维生素 K 参与的凝血因子 II、VII、IX、X 在肝脏的合成。华法林的抗凝效果是通过 PT 及 INR 监测的,一般来说 INR 目标值为 2～3。华法林的半衰期为 2～4 天,因此术前 5 天即需停用华法林,并且在手术前一天复查 INR 水平。如果 INR>1.5,则可口服维生素 K 加速 INR 恢复至正常水平,INR>1.5 者不应接受手术操作。如果患者需要接受急诊手术,则可使用新鲜冰冻血浆或凝血酶原复合物快速补充凝血因子。值得注意的是,需要同时使用维生素 K,因为补充凝血因子的效果是暂时的。如果为限期手术,则可选择维生素 K 拮抗华法林的效果,以促进相关凝血因子生成,一般需要使用 1～2 天达到满意效果。

3. 肝脏疾病与凝血功能 肝脏疾病导致的凝血功能障碍是多因素的。严重肝脏疾病使得凝血因子的合成受抑制、活化的凝血因子减弱,并且会导致血小板的数量及功能异常。因此严重肝病的凝血相关实验室检查异常也是多种多样的，包括 PT 及 APTT 延长、血小板减少和出血时间延长。术前改善肝脏疾病患者的凝血功能主要依据其实验室检查结果。对于 PT 延长的患者，应在术前通过维生素 K 和新鲜冰冻血浆将 PT 控制在超过正常值的 3s 之内。对于纤维蛋白原降低的患者，应使用纤维蛋白原或冷沉淀物提高其水平。对于血小板减少的患者，若手术出血风险为中危，应输注血小板使其不少于 $50×10^9/L$，若出血风险为高危，则应使其接近 $100×10^9/L$。

4. 肾脏疾病与凝血功能　慢性肾衰竭常常会伴有血小板功能异常，表现为出血时间延长及出血倾向，其机制可能是体内毒素潴留、贫血等。对于这些患者，术前改善凝血功能的方法包括输血改善贫血（血红蛋白目标为 100g/L）、去氨加压素、冷沉淀物和透析。但值得注意的是，透析过程中使用的肝素也可导致凝血功能异常。因此，如果在手术当日透析，应避免使用肝素抗凝。

四、血栓性疾病

据统计，择期手术术后的致死性肺栓塞发生率为 0.1%～0.8%，这一数字在择期髋关节置换中为 2%～3%，在髋部骨折手术中可高达 4%～7%。由此可见，术前应对患者发生围手术期静脉栓塞的风险进行评估，对高危患者进行恰当干预。这一风险既与患者自身因素（高龄、肥胖、吸烟、心力衰竭、高凝状态、恶性肿瘤、口服避孕药、既往栓塞病史）相关，也与手术因素相关（创伤、制动）。对于近期发生过动脉或深静脉栓塞的患者，1 个月内不应进行择期手术，最好在服用华法林抗凝 3 个月以上再进行择期手术。如果无法推迟手术，则应在围手术期使用低分子肝素替代华法林抗凝治疗，并且在手术前 24h 停用。其他围手术期深静脉血栓高危的情况包括易栓症、恶性肿瘤、多次静脉栓塞病史，以及发生过脑梗死的心房颤动患者和机械瓣膜置换术后患者。这些患者也应在围手术期使用低分子肝素进行预防性抗凝治疗。

（赵梦芸　袁堂谧　袁　青　张良燕

谭　刚　陈唯韫　裴丽坚　虞雪融）

参 考 文 献

[1] GOMBOTZ H，REHAK P H，SHANDER A，et al. The second Austrian benchmark study for blood use in elective surgery：results and practice change［J］. Transfusion，2014，54（10 Pt 2）：2646-2657.

[2] LIN D M，LIN E S，Tran M H. Efficacy and safety of erythropoietin and intravenous iron in perioperative blood management：a systematic review［J］. Transfus Med Rev，2013，27（4）：221-234.

[3] FRANKEL T L，FISCHER M，GRANT F，et al. Selecting patients for acute normovolemic hemodilution during hepatic resection：a prospective randomized evaluation of nomogram-based allocation［J］. J Am Coll Surg，2013，217（2）：210-220.

[4] DESAI N，SCHOFIELD N，RICHARDS T. Perioperative patient blood management to improve outcomes［J］. Anesth Analg，2018，127（5）：1211-1220.

[5] DEGIRMENCI S E, STEIB A. Peri-operative management of anticoagulation and antiplatelet therapy in gastrointestinal surgery[J]. J Visc Surg, 2014, 151 (2): 125-135.

[6] KEARON C, HIRSH J. Management of anticoagulation before and after elective surgery[J]. N Engl J Med, 1997, 336(21): 1506-1511.

[7] CUKER A, BURNETT A, TRILLER D, et al. Reversal of direct oral anticoagulants: Guidance from the Anticoagulation Forum[J]. Am J Hematol, 2019, 94 (6): 697-709.

第五章

患者宣教

对患者的宣传教育是 ERAS 得以顺利实施的重要步骤。让患者充分了解相关知识，取得患者的配合，在 ERAS 的各个环节发挥他们的主观能动性非常有意义。患者宣教的作用、宣教的内容和时机等内容近年来成为了研究热点。

一、患者宣教的必要性

尽管麻醉及围手术期管理近年来有了长足的进步，使得手术和麻醉变得更为安全，但患者宣教工作仍然未得到足够重视，开展得不够积极规范。

Kiyohara L Y 等发现术前患者对麻醉知识的了解（37.5%）远低于对疾病诊断（91.7%）和手术（75.0%）的了解。患者希望了解关于麻醉和疼痛缓解等方面的实用信息，通常是通过上网，亲朋好友，或与其他患者聊天等途径获得信息。这样得来的信息通常不全面甚至不正确，所以医护人员对患者进行正规的宣教非常必要。

围手术期紧张焦虑是很常见的现象，一些研究显示，焦虑和抑郁可能引起围手术期用药增加，还可能与行为学和生理学不良事件相关，影响手术预后，包括延长住院时间，降低功能状态等。此外,抑郁还与感染相关并发症和创口愈合不良有关。因此,采取措施降低患者围手术期焦虑和抑郁状态程度对改善预后至关重要。

研究发现,术前接受教育信息的患者较对照组术前知识明显增加,状态焦虑(state anxiety)水平降低。而有效获得信息的方式包括:观看视频、发放信息手册以及医师口头解释等。Batuman A 等给择期手术术前儿童观看角色扮演模型的视频,之后用改良耶鲁术前焦虑量表(modified Yale preoperative anxiety scale,m-YPAS)评估患儿的术前焦虑水平,用住院后行为问卷评估其新出现的术后适应不良行为(postoperative maladaptive behaviors,POMB),包括入睡困难,夜间尿床,怕黑,晚上拒绝上床睡觉,食欲下降等。结果发现视频组儿童术前焦虑和 POMB 显著低于对照组。Bellew M 等发现儿科手术家长期望获得麻醉相关信息,并且大多数家长认为只提供口头信息是不够的,获得信息手册的家长与对照组相比对信息提供的满意度提高,术前焦虑降低。

Lee A 等的综述中总结了 15 个随机对照试验,发现接受了视频或书面信息的患者较对照组回答麻醉知识问题的正确率提高,疼痛治疗方面的知识水平更高,麻醉前的焦虑水平降低。Sadegh Tabrizi J 等人发现 8～10 岁儿童手术前,向家长和患儿详细解释麻醉和手术的知识可能减少术前焦虑,并发现家长的焦虑程度和患儿的焦虑有直接关联,所以有必要用一种有效的方法同时减少家长和患儿的焦虑。

此外,术前教育也是增加患者麻醉满意度的

重要手段之一，良好的术前教育可以提高患者对麻醉医疗服务的满意度。所谓患者的麻醉满意度是指患者实际接受的与其所期望的麻醉医疗服务一致性的主观感受。评价患者的麻醉满意度，有助于提高麻醉医疗服务质量，改善医患关系，也可作为以患者为中心的医疗市场评价工具。研究发现术前发放教育宣传手册，患者对麻醉知识提供以及麻醉的满意度显著增高。其获得的知识包括：对麻醉类型及麻醉计划的理解，疼痛控制方式的选择，围手术期患者注意事项等。Dustin Nagrampa 等人的研究发现，对麻醉知识了解较多的患者对医师更加信任。鉴于我国近年来医患关系比较紧张的现状，或许可以考虑通过加强术前宣教来提高患者对医师的信任，从而帮助改善医患关系。

近年来，麻醉方案的选择越来越多地考虑是否可以加快患者术后康复及缩短住院时间。策略包括：缩短术前禁食水时间，超前镇痛，多模式镇痛，预防性治疗恶心呕吐等。我们希望麻醉相关的生活质量下降的时间尽量缩短，但研究发现患者对术前信息量不满意可能暗示他们从手术恢复到正常生活所需的时间比他们自己和麻醉科医师所期望的长。

综上所述，患者宣教对临床中 ERAS 的顺利实施有着举足轻重的意义。对患者告知围手术期计划（包括术后康复计划）和相关知识，以及手术方式和麻醉过程的信息可以增加患者知识、减轻患者的担心害怕心理，减低焦虑情绪，可促进术后早下地，减轻疼痛等，从而减少并发症，提高患者满意度，加快术后恢复，缩短住院时间。

二、患者宣教的内容

患者宣教的内容,信息量以及信息提供形式目前均未统一,并且是许多研究探讨的热点问题。

麻醉科医师口头提供信息是大多数患者乐于接受和欣赏的,也是最有效的形式,这也体现了患者希望与医师有交流和互动。专业的医疗人员与患者面对面的接触可以评价每位患者需要的信息和他的理解能力,但术前麻醉教育内容和方式往往由医师决定,而医师常常低估患者对知识的需求,不同医师由于经验、性格和时间等限制提供的信息不同,且医师提供的信息与患者希望了解的内容可能不同,患者由于性别、文化等差异导致各自的需求也不同。另外,我国医疗资源不足,医护人员短缺,工作量大,对每位患者进行详尽全面的口头宣教在临床实践中很难实现。

许多研究发现用其他信息提供方式结合口头信息可以提供更为全面详尽并且直观的信息,多方位的信息提供方式可以帮助患者更好地理解麻醉科医师口头提供的信息,家属也可以同时获得信息,帮助患者理解和实施。

Snyder-Ramos 等比较了采用面对面访视、信息手册加访视或视频加访视等几种方式的术前宣教后患者的信息获得程度和满意度,结果发现视频加访视组得分最高(93% 信息获得满分和 98% 满意度满分),与访视组(72% 和 91%)相比有显著性差异;而信息手册加访视组得分(80% 和 93%)与访视组相比没有显著差异。因此建议采用视频结合面对面访视的途径进行术前宣教。

国内一项调查发现，患者乐于选择的麻醉信息提供途径依次为宣传手册（67.3%）、视频（37.8%）、书籍杂志（18.8%）和教育网站（16.5%）。Hering K 等发现择期手术术前为患者提供电脑教育网站可以显著增加其对麻醉知识的了解，提高其对术前教育的满意度。因此，应该大力发展多种宣教方式，提供全面详尽的内容，让患者可以自行学习了解。

关于患者宣教内容的研究发现，约有四分之一的患者认为自己没有得到足够的关于麻醉的必要性及麻醉优点的信息。另一些患者认为关于自己应该如何配合以减少围手术期风险的信息得到得太少，例如：慢性病的术前控制及优化，术前戒烟，改善患者的营养状况等。所以麻醉科医师应该对患者加强麻醉是什么，为什么要麻醉，麻醉治疗怎样实施等内容的解释，从而提高其在治疗过程中的依从性和加快术后康复。国内一项调查研究发现，患者最希望了解的内容依次为麻醉前后的注意事项、术后减轻疼痛的方法，麻醉方式的选择，麻醉的常见及罕见并发症，麻醉药物及副作用。同时，受教育程度高的患者对知识的需求显著高于受教育程度低的患者，50 岁以下的患者对知识的需求明显高于 50 岁以上的患者。

早年 Danes 等认为术前宣教时应着重解释麻醉相关风险。近年来的研究显示，虽然大多数患者希望了解麻醉相关风险，但并非所有人都如此。Gillies M A 等的研究发现 99% 的患者认为宣传手册带来的信息对其有帮助，但有 35% 的患者认为术前宣教手册反而引起了他们的焦虑。患者的文化、教育、性别和经历等方面的差异可能影响其对风险相关信息的需求。患者最经常害怕了解的是有关严重罕见事件的信息，例如手术后不能苏醒或麻痹。告知其此类麻醉风险可能引起更加严重的焦虑，所以尽管患者希望接受麻醉相关信息，但我们必须小心谨慎，在告知患者麻醉相关风险时，应该根据患者的个体差异，区别对待，尽量避免增加他们的焦虑。

总之，宣讲的主要内容应该包括：

1．可能采用的麻醉方式；

2．麻醉中可能出现的相关并发症以及解决方案；

3．术后的镇痛策略；

4．康复各阶段可能出现的问题以及应对策略；

5．围手术期患者及家属如何配合医疗护理工作以促进患者术后康复。

由大不列颠及爱尔兰麻醉医师协会出版了专门发给患者和家属的麻醉信息手册，收到了较好的效果。因此，或许未来我国也应该在全国范围内制作并推行权威统一的术前宣教材料，以获得较各医院单独制作更高的效价比。

三、患者宣教的时机

为了最大限度地提高患者教育的效果，充分发挥患者的主观能动性，研究者们开始考虑"何时进行患者宣教最为高效合理？"

术前访视是麻醉科医师了解病情的主要途径，也是教育患者，缓解其紧张焦虑情绪及建立良好医患关系的重要机会。因此，在术前访视时对患者进行宣教是国内目前最常采用的方式。

但手术患者入院后,麻醉科医师进行术前访视时间非常有限,通常是在择期手术的前一日进行,访视时患者常常有紧张焦虑情绪,且由于访视距离手术的时间很短,可优化的事情非常有限。在国外,麻醉科门诊普遍存在,择期手术患者常规在术前看麻醉科门诊。Schiff J H 等的研究发现,在麻醉科门诊比在病房访视每个患者所需时间平均缩短 8.4min,费用节省 6.4 欧元。此外,在麻醉科门诊患者可以获得更多的信息。

术前门诊是对患者进行健康教育指导的最好时机,那时患者生理和心理状态更为平稳,更愿意积极主动准备手术,急需了解手术相关知识,并且,当患者认识到学习知识可以发挥主观能动性并积极参与,可能促进预后时,会进一步降低他们的焦虑情绪。此外,相关措施可以尽早实施。因此,应该抓住术前门诊这个机会,将患者宣教作为明确的目标来实施,对患者进行全面评估,优化术前条件。由于医疗资源的短缺和医保政策的限制,我国目前尚未大量开展术前麻醉科门诊。近期调查研究发现,择期手术术前患者中92.8% 希望接受麻醉教育,81.8% 期望接受麻醉访视,73.5% 期望接受术前麻醉科门诊。因此,今后非常有必要在国内大力开展术前麻醉科门诊,不但对择期手术患者进行麻醉前评估,完善检查,控制慢性病,优化各项指标,也应抓住机会尽早对患者进行宣传教育。

多个国际指南建议对有手术切除指征的恶性肿瘤,自诊断至手术的等待时间不应超过 2~4 周。所以麻醉科门诊安排在术前 2~4 周进行较为合理。在麻醉科门诊对患者进行宣传教育,可结合辅以视频、宣传手册、多媒体网站等多种手段，让患者提前了解麻醉和手术，知道快速康复的意义及如何配合，充分发挥他们的主观能动性。

（李敏娜　虞雪融）

参 考 文 献

[1] FELDMAN L S, LEE L, FIORE J R J. What outcomes are important in the assessment of Enhanced Recovery After Surgery（ERAS）pathways？[J]. Can J Anaesth，2015，62（2）：120-130.

[2] SINGH S, DEVANNA S, EDAKKANAMBETH VARAYIL J, et al. Physical activity is associated with reduced risk of esophageal cancer, particularly esophageal adenocarcinoma：a systematic review and meta-analysis [J]. BMC Gastroenterol，2014，14：101.

[3] BATUMAN A, GULEC E, TURKTAN M, et al. Preoperative informational video based on model making reduces preoperative anxiety and postoperative negative behavioral changes in children[J]. Minerva anestesiologica，2016，82（5）：534-542.

[4] SADEGH TABRIZI J, SEYEDHEJAZI M, FAKHARI A, et al. Preoperative Education and Decreasing Preoperative Anxiety Among Children Aged 8-10 Years Old and Their Mothers[J]. Anesth Pain Med，2015，5（4）：e25036.

[5] 李敏娜，彭云，虞雪融，等. 宣传手册对患者麻醉相关不适感及满意度的影响[J]. 基础医学与临床，2016，36（6）：875-878.

[6] HAWKINS R J, SWANSON B, KREMER M J, et al. Content validity testing of questions for a patient

satisfaction with general anesthesia care instrument. J Perianesth Nurs[J], 2014, 29(1): 28-35.

[7] ORTIZ J, WANG S, ELAYDA M A, et al. Preoperative patient education: can we improve satisfaction and reduce anxiety?[J]. Rev Bras Anestesiol, 2015, 65(1): 7-13.

[8] NAGRAMPA D, BAZARGAN-HEJAZI S, NEELAK-ANTA G, et al. A survey of anesthesiologists' role, trust in anesthesiologists, and knowledge and fears about anesthesia among predominantly Hispanic patients from an inner-city county preoperative anesthesia clinic[J]. J Clin Anesth, 2015, 27(2): 97-104.

[9] TOU S, TOU W, MAH D, et al. Effect of preoperative two-dimensional animation information on perioperative anxiety and knowledge retention in patients undergoing bowel surgery: a randomized pilot study[J]. Colorectal Dis, 2013, 15(5): e256-265.

[10] LE ROY B, SELVY M, SLIM K. The concept of preha-bilitation: What the surgeon needs to know?[J]. J Visc Surg, 2016, 153(2): 109-112.

[11] GILLIS C, LI C, LEE L, et al. Prehabilitation versus rehabilitation: a randomized control trial in patients undergoing colorectal resection for cancer[J]. Anesthesiology, 2014, 121(5): 937-947.

第六章

术前营养评估与支持

第一节　围手术期应激与营养

一、围手术期应激反应

手术作为一种对机体的创伤,可产生一系列瀑布式连锁反应,总体上称为"应激反应(stress response)"。手术创伤可分为两类——原发性损伤和继发性损伤。前者指手术本身造成的直接损伤或由组织低灌注造成的间接损伤;后者指伤口局部或全身释放的细胞因子、炎症介质和激素造成的损伤。应激反应主要针对继发性损伤,是机体为避免进一步损伤而产生的一种本能的自我保护,但同时也会造成机体多系统功能紊乱。

机体对于手术应激的反应包括内分泌以及炎症反应两部分。手术创伤刺激下丘脑 - 垂体 - 肾上腺轴,导致相应激素分泌,最终导致糖皮质激素、肾上腺素、胰高血糖素、生长激素、盐皮质激素、抗利尿激素等一系列激素分泌量上升。同时手术应激会导致多种促炎性细胞因子和炎性介质释放增加,包括白介素 1(interleukin-1,IL-1)、白介素 6(interleukin-6,IL-6)、白介素 8

（interleukin-8，IL-8）、肿瘤坏死因子α（tumor necrosis factor α，TNFα）、CRP，从而激活免疫系统并介导炎症反应。这些炎性因子表达上调，激活传入神经，将神经冲动由脊髓传入大脑，一方面促进下丘脑分泌促垂体激素释放激素、调节内分泌激素的释放；另一方面激活蓝斑 - 去甲肾上腺素系统，激活交感神经系统，促进儿茶酚胺释放。上述细胞因子、炎症介质、激素、神经递质最终作用于靶器官，如脑、心、肌肉、肝等，并最终导致组织代谢变化。

机体在围手术期处在分解代谢旺盛的状态，以应对应激时机体的能量需求，这种能量需求的增加会导致肝糖原迅速耗竭，机体转而动员肌糖原以供能。这一状态可在几天内导致蛋白质能量营养不良。

加重应激反应的因素包括焦虑、疼痛、组织损伤、心动过速及其他血流动力学干扰、低氧、低体温、酸中毒、纤溶状态变化等。

总体上看，术后应激反应的严重程度与手术的创伤程度密切相关，例如，腔镜子宫切除术后患者血清 IL-6 和 CRP 的水平显著低于开腹子宫切除术后患者。但是，同一术式的术后患者，应激反应强度也不尽相同，这或与遗传背景有关。

二、分解代谢反应

手术造成的创伤，促使儿茶酚胺、糖皮质激素、胰高血糖素等升糖激素释放增加。上述激素对胰岛素的拮抗作用和机体高炎症水平共同导致胰岛素抵抗、应激性高血糖、组织蛋白分解增加。这种围手术期代谢和内分泌状态发生的一系列变化,被统称为"分解代谢反应"。

分解代谢反应非常普遍。在行开腹手术的非糖尿病患者中,术后空腹血糖通常在 7～10mmol/L;在心脏手术过程中,非糖尿病患者血糖常 >15mmol/L,糖尿病患者甚至会>20mmol/L。术前代谢正常者在开腹手术后平均丢失 40～80g 氮,相当于 1.2～2.4kg 骨骼肌。分解代谢在术后第 1 天最为明显(胰岛素敏感性下降 70%),在无严重并发症的腹部手术中可持续至术后第 3 周。

(一)分解代谢反应的相关因素

诸多因素可诱发或加重分解代谢反应,其中既有不易短时间内改变的与基础疾病相关的因素,也有相对可控的围手术期因素。前者包括癌症、病态肥胖、代谢综合征、糖尿病和骨骼肌衰老(即伴随年龄增长的骨骼肌减少)等;后者主要包括禁食与饥饿、麻醉方式与术后疼痛水平、卧床与制动等。

1. 禁食与饥饿　当机体能量摄入不足时,为保持足够的循环葡萄糖浓度、补充消耗的肝糖原储备,胰高血糖素和肾上腺素分泌会大量增加,促进脂肪与蛋白质分解供能,并加重胰岛素抵抗。术前饥饿状态还会加剧机体的失血性应激反应,降低围手术期生存率。相反,术前补充碳水化合物可将术后胰岛素敏感性提高 50%,减少内源性脂肪与蛋白的消耗,使机体由分解状态转变至合成状态,从而加速康复、缩短住院时间。但值得注意的是,围手术期含糖液体输注会加剧高血糖,100ml 5% 葡萄糖溶液的快速静脉输注可使血糖升高 1 倍,故必要时碳化合物需与胰岛素同时补充。

2. 麻醉方式与术后疼痛水平 术后切口痛可激活下丘脑 - 垂体 - 肾上腺轴，引起交感神经的激活和促炎性细胞因子释放的增加，从而加重胰岛素抵抗。术前及术后硬膜下腔阻滞或蛛网膜下腔阻滞可降低术中及术后的胰岛素抵抗和蛋白质分解，但尚缺乏证据证实系统性应用阿片类药物、NASIDs、β受体阻滞剂、α_2肾上腺素能受体激动剂有类似的作用。术中麻醉剂的选择也有一定影响，相比丙泊酚，大剂量静脉给予阿片类药物、神经阻滞或吸入麻醉可减轻应激性高血糖。

3. 卧床与制动 围手术期长期卧床可导致功能通气量和每搏输出量的下降。卧床 2 日，最大耗氧量会下降 1%；卧床超过 1 日，即会开始出现肌无力和肌萎缩；卧床超过 2 日，胰岛素敏感性和蛋白合成速率即开始下降，老年人中尤为明显。

（二）分解代谢反应的负面作用

体重偏低以及供能状态偏差会影响对于手术应激的正常反应，而营养不良、分解代谢反应可增加术后并发症的风险，增加患者围手术期死亡率。包括感染易感性增加、切口愈合延迟、压疮发生率增加、消化道细菌过度繁殖、肠道营养丢失增加等。营养不良会影响补体的产生以及激活和免疫细胞功能，从而导致免疫系统功能失调。

一项对于心胸手术的患者的研究显示，术前低蛋白血症患者术后发生多器官功能衰竭、消化道出血、院内感染的风险更高，需呼吸机支持时间更长，死亡率也更高。空腹血糖>7mmol/L 或随机血糖>11.1mmol/L 的普通外科患者，住院期间死亡率是血糖正常者的 18 倍，住院时间和感染风险也相对增加。合并心血管或神经系统问题的重症患者对高血糖更加敏感,当血糖>5mmol/L时,血糖水平与患者死亡率正相关。即使血糖水平正常,频繁地大幅度波动亦会对康复带来负面影响。胰岛素敏感性每下降20%,心脏手术后严重并发症(死亡、心肌梗死、卒中、透析、感染)的发生率会升高1倍。

蛋白质是机体重要的功能与结构物质。蛋白质能量营养不良患者的切口愈合也显著慢于正常营养状态的患者。蛋白质分解还可以导致患者免疫功能下降、肌力下降、卧床相关并发症(如下肢深静脉血栓、坠积性肺炎)风险增加。患者出院后生理功能恢复所需的时间与住院期间体重的下降程度相关。

另一方面,并发症累及的功能受损的组织器官(如感染组织中的免疫细胞)会失去胰岛素调控,其对葡萄糖的摄取将转变为浓度依赖型。这会造成葡萄糖储备减少、糖酵解增加、氧化自由基生成增加、炎症水平提高,进一步加重应激反应与分解代谢,最终进入恶性循环。

(三)减少分解代谢反应的方法

由此可见,如何尽可能减少分解代谢反应,是 ERAS 实施过程中的重要问题。目前主要的抗分解代谢方法见下表 6-1,其在 ERAS 中的具体应用将在后续章节中详述。

表 6-1 减少分解代谢反应的方法

围手术期	减少分解代谢反应的方法
手术	微创手术(minimally invasive surgery, MIS) 减少术中出血量

续表

围手术期	减少分解代谢反应的方法
麻醉	个体化液体治疗 麻醉方式的联合与转变：神经阻滞、连续硬膜外麻醉、蛛网膜下腔阻滞的应用
营养	补充多元醇与氨基酸，缩短术前禁食时间，术后尽早恢复经口进食
血糖控制	补充胰岛素
体力活动	术前规律锻炼，术后尽早下床活动

三、肠梗阻

肠梗阻常见于腹部手术后，在非腹部手术中也时有发生，其目前发现的主要机制如下。手术创伤激活免疫 - 炎症反应，损伤组织生成活性氧类物质并破坏细胞内脂质、蛋白和 DNA，导致消化吸收及平滑肌运动功能受损。同时，损伤组织处肾上腺素能运动神经元激活，在下丘脑促肾上腺皮质激素释放激素的调节下，进一步抑制消化道功能。此外，炎症反应导致消化道血管通透性增加，加之术中可能存在的水负荷过量，共同导致消化道壁的水肿，延迟消化道功能的恢复和吻合口的愈合。术后 3～4h，吞噬细胞迁移至损伤组织，释放一氧化氮和前列腺环素，连同激活的副交感神经系统，共同加重消化道平滑肌收缩障碍。另外，低钾、阿片类药物的使用也可加重肠梗阻。详细的病生理机制，见图 6-1。

除上述机制外，术后肠梗阻的危险因素还包括高龄、男性、术前低白蛋白血症、既往腹部手术史、既往气道或血管疾病、手术时间长、急诊手术和大量失血。

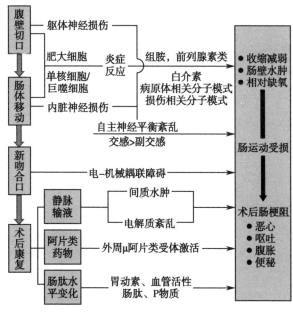

图 6-1　术后肠梗阻的病生理机制

既往临床研究证实有效减轻术后肠梗阻的方法详见表 6-2。

表 6-2　减轻术后肠梗阻的方法

方法	机制
术中容量控制	减轻水负荷和肠道水肿
常规鼻胃管置入	预防性胃引流
静脉利多卡因	抗炎,减少阿片类使用
NSAIDs	抗炎,减少阿片类使用
咖啡	促动力

续表

方法	机制
口香糖	促动力
红霉素	促动力
烟碱	促动力
早期肠内营养	抗分解代谢,促动力
术后早期运动	抗分解代谢,促动力
腹腔镜	减轻创伤和炎症反应
爱维莫潘	μ阿片类受体拮抗剂
中胸段连续硬膜外麻醉	较少阿片类用量、降低交感张力

NSAIDs:非甾体抗炎药。

参 考 文 献

[1] SCOTT M J, MILLER T E. Pathophysiology of major surgery and the role of enhanced recovery pathways and the anesthesiologist to improve outcomes[J]. Anesthesiol Clin, 2015, 33(1): 79-91.

[2] CARLI F. Physiologic considerations of Enhanced Recovery After Surgery(ERAS)programs: implications of the stress response[J]. Can J Anaesth, 2015, 62(2): 110-119.

[3] SCHRICKER T, LATTERMANN R. Perioperative catabolism[J]. Can J Anaesth, 2015, 62(2): 182-193.

[4] SMITH M D, MCCALL J, PLANK L, et al. Preoperative carbohydrate treatment for enhancing recovery after elective surgery[J]. Cochrane Database

Syst Rev，2014，（8）：Cd009161.

[5] DEANE A M，HOROWITZ M. Dysglycaemia in the critically ill-significance and management[J]. Diabetes ObesMetab，2013，15（9）：792-801.

[6] SCOTT M J，BALDINI G，FEARON K C，et al. Enhanced Recovery After Surgery（ERAS）for gastrointestinal surgery，part 1：pathophysiological considerations[J]. Acta Anaesthesiol Scand，2015，59（10）：1212-1231.

[7] BRAGG D，EL-SHARKAWY A M，PSALTIS E，et al. Postoperative ileus：Recent developments in pathophysiology and management[J]. Clin Nutr，2015，34（3）：367-376.

[8] DEGOS V，VACAS S，HAN Z，et al. Depletion of bone marrow-derived macrophages perturbs the innate immune response to surgery and reduces postoperative memory dysfunction[J]. Anesthesiology，2013，118（3）：527-536.

第二节　术前营养评估

围手术期营养已成为加速康复外科（ERAS）中不可或缺的一部分。概念上，营养不良包括肥胖和营养缺乏两类，而围手术期最关注的营养缺乏主要指蛋白质能量营养不良（protein-energy undernutrition）。近年来，研究者们提出了多种术前营养评估方法，并对术前营养现状进行大规模调研，探究营养缺乏对临床结局的影响，本节将简要介绍目前研究现状和结论。

一、术前营养评估的方法

2009 年,哈佛大学、芝加哥大学和克利夫兰诊所联合提出住院患者须在入院 24h 内进行营养缺乏相关全面筛查并对有营养风险患者积极干预。术前营养评估多种多样,简洁者可用于初筛,复杂全面者可用于精细评估和科研,对于不同年龄、不同术式的患者也应特殊地考量,但总体上术前营养评估可分为以下三类:基于人体测量的评估方法、基于血浆蛋白水平的评估方法和综合评估,下面分别加以说明。

(一)基于人体测量的评估方法

此类方法依据身体形态和组分评估营养状态。

BMI 是最便捷、最常用的营养评估方法,也是世界卫生组织推荐的一种评定肥胖程度的分级方法。$BMI(kg/m^2) = 体重(kg)/身高(m)^2$。该指标的主要缺陷在于未将身体组成纳入考量范围,在水负荷变化较大的患者(如肾脏、心脏、肝脏疾病者)中误差较大。

基于人体组分的评估多着眼于肌肉和脂肪含量。上臂围可粗略反映肌容积,同时肌力(如握力)也可间接反映肌肉量与功能。皮褶厚度可反映皮下脂肪厚度,进一步反映体脂率,肱二头肌、肱三头肌、肩胛下、髂前上棘均为可选用的测量点,其中肱三头肌最为常用。

(二)基于血浆蛋白水平的评估方法

血浆白蛋白、前白蛋白、转铁蛋白、视黄醇结合蛋白水平均在一定程度上反映了机体营养状况。目前最常用的是白蛋白和前白蛋白,二者的半衰期分别为 18~20 天和 2 天,故常被用作评价慢性和急性营养缺乏。基于血浆蛋白水平的评估最大的局限性在于虽然蛋白质的合成量准确地反映了营养状况，但血清蛋白质水平与应激因素，尤其是炎症水平密切相关，同时也受血管通透性、肾脏功能影响，故相关误差难以避免。此外，该类方法涉及采血、检验，具有有创性和经济成本上的劣势。

（三）综合评估

与前两类相比，这一类除参考了客观指标以外，还综合考量了患者病史、医师经验性判断等主观评价。实际上，理想的营养评估工具应综合考虑身体组分（尤其是蛋白质和脂肪比例）测定和机体生理功能，故纳入≥2 项参考指标的综合评估较前两类评估方式更为准确全面。

1. 营养风险指数　最早出现的综合评估是1991 年由美国退伍军人协会全肠外营养研究协作组提出的营养风险指数（nutritional risk index，NRI），主要用以评估拟行腹部或胸部手术的患者围手术期全肠外营养的疗效。其主要参考血清白蛋白水平和围手术期体重变化比例，NRI = 1.519× 血清白蛋白水（g/L）+ 0.417×（目前体重 / 平时体重）×100。如上文所述，该法未考虑应激因素对白蛋白水平的影响以及水负荷对体重变化的影响，目前已较少使用。

2. 主观全面营养评估　主观全面营养评估（subjective global assessment，SGA）是美国肠内肠外营养学会推荐的评估工具。该评分体系以详细的病史（进食情况、体重变化、消化系统症状、体力活动状况）和查体（皮下脂肪厚度、肌肉流失量和水肿）信息为基础，而省略生化检查，因此也省去了相关的时间和经济成本。但也正是由于该方法的主观性，使用者需接受专门培训，故很难作为广泛推广的初筛工具。此外，营养不良的临床表现出现较晚，故该方法更加适用于较为慢性、严重的营养不良，对轻度营养不良者敏感性欠佳，也不能及时反映短时间内营养状态的变化。

3.营养风险筛查2002　营养风险筛查2002是由欧洲肠内肠外营养学会提出的评价工具，目前在欧洲广泛使用。其评估主要包括4部分——人体测量、近期体重变化、饮食情况和疾病严重程度。虽条目较多但评估可在3～5min内完成。其最突出的优点在于能有效预测患者营养不良的风险，前瞻性地判断患者营养状态变化。与SGA类似，该方法的局限性也在于使用者需经过一定培训。

4.营养不良通用筛查工具　营养不良通用筛查工具（malnutrition universal screening tool，MUST）是由英国肠内肠外营养协会多学科营养不良咨询小组提出的，主要评估BMI、体重减轻情况和疾病导致的进食减少情况。其最大的优点在于简单迅速，一般可在3～5min内完成，使用者不仅限于受过医学教育者，社会工作者、患者家属也可理解和使用。

5.简易营养评估　简易营养评估（mini nutrition assessment，MNA）是三位科学家于20世纪90年代初提出，主要参考人体测量、整体评估、饮食情况和主观评定等多方面，一般需10～15min完成，在老年患者的评估具有较为理想的特异性和敏感度。

6. 预后营养指数 预后营养指数(prognostic nutritional index,PNI)是由日本科学家 1984 年提出的最初用于评估消化道肿瘤手术患者营养的方法,主要参考血浆白蛋白水平和外周血淋巴细胞计数,PNI = 10 血浆白蛋白(g/L)+ 0.005 外周淋巴细胞计数(/ml)。其主要缺陷在于只参考实验室指标,很难全面评估营养状况,但近年来的研究表明 PNI 与外周血中性粒细胞 / 淋巴细胞比值(neutrophil to lymphocyte ratio,NLR)联合可有效预测多种肿瘤的术后预后。

7. 其他综合评估方式,如短篇营养评价问卷、帝国营养筛查系统等,较为少用,不在此赘述。

二、目前的营养现状

以往我们对于患者术前营养状态的重视不足,营养风险往往被忽视。事实上,住院患者,尤其是老年人面临严峻的营养风险。由于经口进食受限、情绪焦虑、精神性厌食、口味不合等原因,患者往往合并能量摄入不足的问题,近 61% 的患者能量摄入小于需求量的 90%,75% 的患者蛋白质摄入小于需求量的 90%。加之上一节提到的围手术期应激反应,总体上,围手术期患者的营养现状不容乐观。

行腹部手术的癌症患者术前营养不良状态可达 20%~50%。1 项新近的研究中纳入了 70 名择期行结肠癌手术的患者,术前的营养情况调查发现,1/3 的患者存在营养危险,其中 29% 患者存在轻到中度的营养不良,8% 患者存在重度营养不良,且存在营养危险患者术后 30 天再入院率明显升高;术前对患者进行营养教育以及术前营养状态优化,对于改善营养风险可能有益。对于实施ERAS 计划的结直肠手术患者,营养状况虽有所改观,但营养状况相对较差的患者康复仍较为延迟。此外,拟接受腹部手术的患者,其营养状态可以被肿瘤的存在或其他慢性状况直接影响,例如炎症性肠病可以存在所有营养物质(蛋白质、碳水化合物、脂肪、微量元素、维生素)的代谢障碍,其他因素如肿瘤新辅助治疗也可以增加营养不良风险,而营养不良患者具有更大术后并发症和死亡率的风险。对于恶性肿瘤患者,在新辅助化疗期间 BMI 下降 ≥7% 是术后 3 年总体生存率降低的独立危险因素。

另一反映营养不良的指标——低蛋白血症,也在研究中被广为关注。针对 252 位结肠吻合术患者的调查表明,术前低蛋白血症的发生率高达 28.9%,术前低蛋白血症患者术后发生吻合口瘘的风险较术前白蛋白水平正常者显著增加。另一项针对 2 110 位妇科肿瘤患者的研究表明,术前低蛋白血症的发生率高达 13.3%,且该类患者术后并发症发生率和 30 天死亡率显著升高。而对于拟行心脏、食管、脊柱手术的患者的研究也提示术前低蛋白血症是预后不良的独立危险因素。

参 考 文 献

[1] WESSNER S, BURJONRAPPA S. Review of nutritional assessment and clinical outcomes in pediatric surgical patients: does preoperative nutritional assessment impact clinical outcomes?[J]. J Pediatr Surg, 2014, 49

（5）：823-830.

[2] OKAMURA Y, ASHIDA R, ITO T, et al. Preoperative neutrophil to lymphocyte ratio and prognostic nutritional index predict overall survival after hepatectomy for hepatocellular carcinoma[J]. World J Surg, 2015, 39 （6）：1501-1509.

[3] GILLIS C, NGUYEN T H, LIBERMAN A S, et al. Nutrition adequacy in enhanced recovery after surgery: a single academic center experience[J]. Nutr Clin Pract, 2015, 30（3）：414-419.

[4] GOH S L, DE SILVA RP, DHITAL K, et al. Is low serum albumin associated with postoperative complications in patients undergoing oesophagectomy for oesophageal malignancies?[J]. Interact Cardiovasc Thorac Surg, 2015, 20（1）：107-113.

[5] LIN J, PENG J, QDAISAT A, et al. Severe weight loss during preoperative chemoradiotherapy compromises survival outcome for patients with locally advanced rectal cancer[J]. J Cancer Res Clin Oncol, 2016, 142 （12）：2551-2560.

[6] IONESCU D, TIBREA C, PUIA C. Pre-operative hypo-albuminemia in colorectal cancer patients undergoing elective surgery-a major risk factor for postoperative outcome[J]. Chirurgia（Bucur）, 2013, 108（6）：822-828.

[7] UPPAL S, AL-NIAIMI A, RICE L W, et al. Preoperative hypoalbuminemia is an independent predictor of poor perioperative outcomes in women undergoing open surgery for gynecologic malignancies[J]. Gynecol Oncol, 2013, 131（2）：416-422.

[8] ADOGWA O, MARTIN JR, HUANG K, et al. Preo-
perative serum albumin level as a predictor of post-
operative complication after spine fusion[J]. Spine
（Phila Pa 1976），2014，39（18）：1513-1519.

[9] KARAS PL, GOH SL, DHITAL K. Is low serum albumin
associated with postoperative complications in patients
undergoing cardiac surgery?[J]. Interact Cardiovasc
Thorac Surg，2015，21（6）：777-786.

第三节 术前营养治疗

术前营养治疗对于手术患者的治疗是非常
重要的组成部分，然而这一部分常常会被忽略。
对于某些住院患者人群，营养不良发生率可高达
50%。对于术前即存在营养不良的患者，以及术
后胃肠功能需要较长时间恢复的患者，都应当进
行营养支持治疗。

一、术前营养治疗现状

早在1936年，即有研究显示营养不良会影响
手术预后，在进行消化道溃疡手术的患者中，营
养不良的患者死亡率高达33%，而营养状况良好
的患者死亡率仅为3.5%。1942年，即有研究指
出人体在创伤后会出现代谢状态的波动。1959
年，Moore发现手术患者在术后代谢状态会发生
改变，而且围手术期营养支持治疗能够影响这一
改变。而2015年，Gillis C等人研究也发现，进行
择期结直肠手术的患者有37%在术前即处在营
养不良状态，而术后第1～3天，由于食欲下降等
因素，患者平均摄入的能量以及蛋白质量也均低

于其生理需要量,且术前处于营养不良状态的患者术后 30 天再住院率也显著高于营养状态良好的患者。

尽管营养不良与手术预后不良有明确的关联,但目前对于术前营养支持的推荐方案在学术界仍然未统一。因此,应对所有住院手术的患者进行营养状况评估,并依据评估结果选择合适的营养支持疗法,以最大程度减轻机体对于手术应激的反应,补充机体能量需求缺口,并改善术后分解代谢状态。

二、术前营养治疗方法

1. 营养治疗的适应证 术前营养治疗的适应证包括:术前营养不良,术后预计经口摄入能量不足,以及严重多器官疾病状态。同时手术方法也会影响营养需求,进行消化道手术的患者更容易出现营养不良。

2. 营养治疗的时机 对于术前存在严重营养不良的患者,推迟手术并进行营养治疗能够改善预后。对于术前营养状况良好,或者仅有轻到中度营养不良的患者,无需推迟手术进行营养治疗。

一项多中心队列研究评估了 512 例进行腹部手术的患者术前营养支持的影响,研究对患者依据 NRS2002 进行了营养状态的分层,结果发现 NRS2002 评分大于等于 5 分的患者中,进行术前营养治疗的患者术后并发症发生率显著低于没有进行术前营养治疗的患者,同时他们的住院时间也显著低于对照组。但对于 NRS2002 评分在 5 分以下的分组中,并没有观察到这一差异。另一研究依据患者的营养风险进行分层，发现对于临界或轻度营养不良的患者，术前肠外营养没有显著获益，同时感染发生率有所升高，但对于严重营养不良的患者，术前肠外营养能够改善患者预后。因此，美国肠外肠内营养学会（American Society for Parenteral and Enteral Nutrition，ASPEN）目前推荐对于严重营养不良且不能耐受肠内营养的患者，在术前7天进行肠外营养治疗。

3. 营养治疗的途径　若患者经评估存在营养不良，则应进行术前营养治疗。术前营养治疗包括经口肠内营养、管饲肠内营养以及肠外营养。但若应用肠外营养，患者感染性并发症的发生率会增加，因而推荐在可能的情况下尽量选择肠内营养治疗。

（1）肠外营养：肠外营养可以给予足够的营养物质，但其风险也更高，肠外营养所需的中心静脉通路可能发生导管相关感染，肠外营养液常缺乏某些重要物质，而可能包括一些促炎物质，患者发生高血糖的风险也更高，而且肠外营养患者发生感染的概率高于肠内营养患者。肠道是人体重要的免疫器官，肠道相关淋巴组织（gut-associated lymphoid tissue，GALT）承担着机体60%～70%的免疫功能，同时肠道也是阻止肠道内细菌转移入血的物理屏障。长期旷置肠道会导致肠绒毛减少，肠黏膜通透性增加，从而增加细菌入血以及菌血症的风险。同时这还会导致肝功能以及腹膜免疫功能的下降。

有多个荟萃分析评估术前肠外营养对于患者的影响，但所得出的结论并不一致。一个综合了13个随机研究的系统综述发现术前肠外营养能够降低术后并发症发生率。而另一个大型荟萃分析综合了 41 个研究,认为术前肠外营养对于术后死亡率、并发症发生率无显著影响。也有诸多研究针对不同手术类型评估术前肠外营养的影响,发现对于上消化道恶性肿瘤,肝细胞肝癌,进行消化道手术的患者,术前肠外营养治疗可增加患者获益。目前术前肠外营养能否增加患者获益尚缺乏进一步证据支持,但对于无法耐受肠内营养的营养不良患者,推荐进行术前肠外营养治疗。

(2)肠内营养:目前多数指南都推荐肠内营养。肠内营养相对于肠外营养能够更好地保护肠道的免疫功能,减少相关并发症发生率,同时也更加简便,安全,花费也更低。肠内营养的禁忌证包括消化道梗阻,消化道缺血,急性腹膜炎,以及肠道连续性被破坏。相对禁忌证包括严重吸收不良和高输出外瘘。

1)经口肠内营养:诸多研究显示,术前经口服用液体不会增加并发症发生率,感染发生率或住院时间。经口肠内营养包括诸多可选择的配方和种类。多数经口肠内营养会提供 300kcal 能量,12g 蛋白质以及多种维生素和矿物质。对于有外伤伤口以及恶性疾病的患者,推荐选择富含蛋白质的经口肠内营养液。

2)管饲肠内营养:可经胃管或幽门后置管给予肠内营养。适用于无法经口肠内营养的患者。

4. 免疫营养治疗 免疫营养治疗是围手术期营养治疗的新兴研究领域。所谓免疫营养治疗,是指在营养治疗方案中加入特殊的营养物质,包括精氨酸,Ω-3 脂肪酸,核苷酸,谷氨酰胺等。有观点认为加入这些物质能够影响机体对于手术应激的免疫及炎症反应，并增加蛋白质合成。但目前针对免疫营养治疗的研究得出结论并不一致。一个包括了 6 个研究的荟萃分析认为术前应用免疫营养治疗可以显著降低术后感染性以及非感染性并发症的发生率。也有其他的荟萃分析没有得出相应结论，或证据强度不足，不能据此作出临床推荐。因此，尚无法推荐免疫营养治疗作为手术患者术前的常规治疗方案。

参 考 文 献

[1] MCCLAVE S A，KOZAR R，MARTINDALE RG，et al. Summary points and consensus recommendations from the North American Surgical Nutrition Summit[J]. JPEN-Parenter Enter，2013，37（5 suppl）：99S-105S.

[2] HORGAN A. Pre-operative nutrition support in patients undergoing gastrointestinal surgery[J]. Tech Coloproctol，2014，18（11）：1137-1138.

[3] MARIETTE C. Immunonutrition[J]. J Visc Surg，2015，152 Suppl 1：S14-S17.

[4] DEFTEREOS I，KISS N，ISENRING E，et al. A systematic review of the effect of preoperative nutrition support on nutritional status and treatment outcomes in upper gastrointestinal cancer resection[J]. Eur J Surg Oncol，2020，46（8）：1423-1434.

[5] FERREIRA V，LAWSON C，EKMEKJIAN T，et al. Effects of preoperative nutrition and multimodal prehabilitation on functional capacity and postoperative complications in surgical lung cancer patients：a

systematic review[J]. Support Care Cancer，2021，29
（10）：5597-5610.

第四节　术前禁食水新认识

一、传统的术前禁食水方案

以往大多数医疗机构均采用术前一晚禁食水的方案，这一方案实际上是基于经验而非科学证据。最早制订术前一晚禁食水的方案是为了保证在全身麻醉诱导时胃彻底排空，降低呕吐以及反流误吸的风险。而这一方案是基于早期针对产妇全身麻醉过程中误吸的发生率进行的研究得出的结论。实际上，患者在术前的禁食水时间可能甚至长于经验性的 6～8h，很多患者由于手术室使用时间延长或手术顺序变化而禁食水更长时间，有时可能长达 12h。

二、术前较长禁食水方案弊端

择期手术导致的机体应激本身就会导致一过性的胰岛素抵抗，这种抵抗在术后第 1 天最严重，并可以持续 2～3 周时间。胰岛素抵抗本身是代谢应激的标志，而且胰岛素抵抗与术后恢复时间延长相关。术后胰岛素抵抗会导致血糖升高，而高血糖与术后并发症发生率升高以及死亡率增加有相关性。而临床研究显示，术前当晚及手术开始前 2～4h 给予患者碳水化合物（carbohydrate，CHO）饮料可阻止术后胰岛素抵抗的发生。而另有一项荟萃分析显示，仅在术前 2～4h 给予患者CHO 饮料也可以减少术后胰岛素抵抗的发生。

炎症反应是手术创伤后的正常生理反应，适度的炎症反应可以促进切口愈合。但过度的炎症反应可能会导致多器官功能衰竭。术前禁食水时间过长可能导致急性炎症反应标志物的升高，而术前 2～3h 给予 CHO 饮料可减少炎症反应标志物的升高。

三、新的术前禁食水推荐方案

（一）指南推荐方案

目前的术前禁食水方案的目标是减少麻醉诱导时的胃容积。不同类型的物质的胃排空时间不尽相同，由于术中反流误吸的发生率过低而难以评估，因此术前禁食水推荐方案的制定是依据胃容积监测作为评价手段的。

目前各个指南推荐的禁食水方案略有不同，总体推荐方案为：禁饮清液 2h，禁饮母乳 4h，禁止摄入非母乳的奶制品、配方乳、清淡饮食 6h，禁止摄入高脂肪含量食物及肉类 8h，见表 6-3。

表 6-3　不同麻醉学会对于择期手术术前
禁食水时间的推荐

麻醉学会	发布时间	禁食时间	禁水时间
CAS	2020	4h：母乳 6h：清淡饮食，配方奶，非母乳类乳制品 8h：肉类，高脂肪含量食物	2h
ASA	2017	4h：母乳 6h：清淡饮食，配方奶，非母乳类乳制品 8h：高脂肪含量食物，肉类	2h

续表

麻醉学会	发布时间	禁食时间	禁水时间
ESA	2022	成人: 6h:固体食物 儿童: 3h:母乳 4h:配方奶 6h:其他固体食物	成人:2h 儿童:1h
SSAI	2005	4h:母乳 6h:固体食物	2h
AAGBI	2021	4h:母乳 6h:固体食物,配方 奶,牛奶	2h

AAGI:大不列颠及爱尔兰麻醉医师协会;ASA:美国麻醉医师协会;CAS:加拿大麻醉医师学会;ESA:欧洲麻醉学会;SSAI:斯堪的纳维亚麻醉学和重症监护医学会。

(二)具体禁食水方案

1. 术前禁饮清液 在禁食水一夜后,患者的胃容积平均为 25ml,而在禁饮清液 2h 后,患者的胃容积、胃内 pH 值均和禁食水一夜水平相当。水的 1/2 胃排空时间为 12min。含有葡萄糖的清液胃排空时间稍慢,但在饮用后 90min,胃也已经完全排空。

目前并无研究显示术前限制饮清液量对患者有任何影响。同时有研究显示术前给予碳水化合物饮品可以减少患者的口渴、饥饿以及焦虑感。

因此,推荐在术前 2~3h 给予 300~400ml 碳水化合物饮品。同时,有研究在碳水化合物饮品中加入蛋白质或脂肪,发现患者胃排空时间并不受影响。但另一研究显示在术前碳水化合物饮品中加入蛋白质会增加胃排空时间至 2~3h。

在需要进行全身麻醉或镇静的择期手术术前2h，患者不得饮任何液体。其中清液包括水、无果肉的果汁、不加奶的咖啡和茶，以及碳水化合物饮品。需要注意的是对于含有蛋白质的碳水化合物饮品需延长禁饮时间至术前3h。

同时，嚼口香糖会促进唾液以及胃液的分泌，因而应视为饮清液，术前2h需禁止嚼口香糖。但也有研究显示，术前即刻嚼口香糖不会增加胃容积或降低胃pH值。

2. 术前禁饮其他液体　非清液的液体中含有脂肪，而有研究显示，在液体中加入脂肪后，其胃排空时间相应延长。但有研究显示，在250ml咖啡或茶中加入50ml牛奶不会影响其胃排空时间，排空时间仍然为2h。但关于术前禁饮加奶的咖啡或茶的时间，目前尚无一致的结论。

对于需要全身麻醉或镇静的手术，在术前6h禁止饮用非清液的其他液体，而未稀释的牛奶可能在胃内形成固态团块，因而禁饮时间同其他固体食物。

3. 术前禁食　固体食物的胃排空时间较长，一般在食用后1h才开始由胃排至十二指肠，但摄入食物的种类、数量也会影响排空时间。若摄入食物数量大、所含能量高、所含脂肪含量高，或患者为女性或年龄较大，胃排空时间都会相应延长。

对于需要全身麻醉或镇静的手术，在术前6h禁止食用固体食物以及饮用牛奶。若食用大量食物，或使用高脂肪含量的食物，则禁食时间需要进一步延长到8h。

4. 肠内管饲营养患者　肠内营养配方通常

含有碳水化合物、蛋白质以及脂肪，因而视为高脂肪含量的固体食物。对于已经有套囊气管插管的患者是否需要术前禁食水目前尚无定论，术前禁食水可能进一步加重患者的分解代谢，然而不禁食水可能导致术中在套囊周围出现误吸。

对于需要全身麻醉或镇静的手术，在术前 8h 停止经幽门前肠内管饲给予肠内营养，而对于非腹部手术的患者，无需停止经幽门后肠内管饲给予肠内营养。

5. 术前口服药　对于术前常规服用的药物，建议在手术日当天早晨用清水送服，服药时间最好在术前 6h 以上。若药物必须在术前 2h 内口服（如 β 受体阻滞剂，阿司匹林，抗癫痫药物以及麻醉前用药等），则建议用一小口水送服。

（三）特殊人群术前禁食水时间

1. 儿童　推荐术前禁食水时间同成人。建议术前禁饮母乳 4h，禁饮配方奶 6h。同时，为防止术中低血容及低血糖，建议鼓励儿童在术前 2h 前饮用一定量的清液。

2. 肥胖　肥胖患者的胃排空时间并无异于其他人，因而其禁食水方案同普通成人。

3. 孕产妇　无论肥胖与否，孕妇的胃排空时间都无异于普通成人，故推荐孕妇术前禁食水同成人。而产妇的胃排空时间更长，因而若需要行全身麻醉手术，则需要相应调整禁食水时间。

（徐宵寒　汪　一　马璐璐　陈唯韫）

参 考 文 献

[1]　AWAD S, VARADHAN K K, LJUNGQVIST O, et al. A meta-analysis of randomised controlled trials on

preoperative oral carbohydrate treatment in elective surgery[J]. Clin Nutr, 2013, 32(1): 34-44.

[2] OUANES J P, BICKET M C, TOGIOKA B, et al. The role of perioperative chewing gum on gastric fluid volume and gastric pH: a meta-analysis[J]. J Clin Anesth, 2015, 27(2): 146-152.

[3] NYGREN J, THORELL A, LJUNGQVIST O. Preoperative oral carbohydrate therapy[J]. Curr Opin Anaesthesiol, 2015, 28(3): 364-369.

[4] HILLYARD S, COWMAN S, RAMASUNDARAM R, et al. Does adding milk to tea delay gastric emptying?[J]. Brit J Anaesth, 2014, 112(1): 66-71.

[5] PHILLIPS L K, DEANE A M, JONES K L, et al. Gastric emptying and glycaemia in health and diabetes mellitus[J]. Nat Rev Endocrinol, 2015, 11(2): 112-128.

[6] JOSHI G P, ABDELMALAK B B, WEIGEL W A, et al. 2023 American Society of Anesthesiologists Practice Guidelines for Preoperative Fasting: Carbohydrate-containing Clear Liquids with or without Protein, Chewing Gum, and Pediatric Fasting Duration-A Modular Update of the 2017 American Society of Anesthesiologists Practice Guidelines for Preoperative Fasting[J]. Anesthesiology, 2023, 138(2): 132-151.

预康复是一个新兴的概念。ERAS 管理中,传统的提高患者预后的努力主要集中在术中(腹腔镜手术、硬膜外阻滞等)和术后(镇痛、早期进食、康复活动等)阶段。目前,如何在术前阶段进行预康复管理、优化患者的运动功能能力以减少并发症并加速预后,正成为 ERAS 研究的热点。

第一节 预康复的起源与定义

尽管手术技术、麻醉及围手术期管理有了长足的进步,使得手术变得更为安全,但仍有相当一部分患者术后并不能恢复到他们术前的功能状态。约 30% 行腹部大手术的患者出现术后并发症。即使没有出现并发症,大手术后 40% 的患者术后出现体力和功能状态下降。此外,随着人口老龄化的进展,以及对生活质量要求的进一步提高,老年患者的手术量和所占手术比例逐步增加。诊断为结直肠癌患者年龄大于 75 岁的比例占到患者总数的 40% 以上,而且其中大多数患者均接受了手术治疗。老年患者,或合并多种疾病的患者,更可能出现术后并发症及死亡。

近 10 余年,随着对于围手术期医疗认识的加深,康复的概念得到了延伸。体力活动的益处在许多疾病的预防和控制中得到证实,包括缺血性心脏病、糖尿病、卒中及骨折。术前运动功能降低将能增加死亡率和术后并发症,并延迟术后恢复。因此术前通过更多的体力活动增强患者的有氧代谢能力和肌肉力量,生理储备将增强,术后康复会更容易。然而,关于术前运动效果和系统性术前功能强化的相关临床数据却非常少。

对预康复理论的最初支持来自于动物模型。为了研究自愿运动对于创伤耐受的影响,研究者将遭遇创伤的大鼠分为两组。运动组为在跑步轮上持续运动3~7周的雌性大鼠,对照组为同时期笼中没有跑步的大鼠(不运动组)。结果运动了5~7周的大鼠创伤后死亡率显著下降,运动3周的大鼠没有明显变化。这些结果显示术前运动的大鼠可以更好地耐受创伤。

2002年,Topp及其同事提出,与不运动的患者相比,手术应激前执行运动计划,术后康复将会更快速。从那时起,预康复的概念正式被提出,即术前增强个体的功能储备,以使他们能够更好地承受随之而来的手术应激的过程被称为预康复。预康复是一个多学科的术前计划,旨在改善身体状况、营养状况和术前焦虑。

预康复理念最早的临床实践开始于心脏手术和关节置换术。第一个具有良好方法学质控的系统综述在2011年发表,包含了12项研究。针对术前运动疗法在术后并发症发生率和住院时间长短方面的影响进行研究,提示在接受了心脏和腹部手术的患者中,术前运动疗法对降低术后并发症发生率和加速出院是有效的。

预康复结果的评估需要考虑两个方面：术前时期（预康复计划在这段时间内完成）以及术后时期（预康复的效应在这段时间被评估出来）。在术前，多学科干预以手术类型和患者的代谢状况为基础，以提升患者体力、营养和心理储备为目的。术后是预康复发挥效应的时期，术前所提升的储备应该能够为维持整个康复过程提供足够的能量，在肿瘤病例中还可能有利于辅助治疗。

在一些关于运动预康复的随机对照研究中，研究者发现如果不将营养、焦虑和术前护理考虑进整个计划中，单纯的立足于运动的干预并不能有效地增强功能能力。因此，除了运动促进其生理储备，其他的干预形式也不应被排除在外，例如药物优化、戒烟、减少酒精摄入、饮食咨询、营养补充、认知强化、心理支持以及教育。多模式的预康复计划（包括运动、营养和心理）似乎比单一模式的预康复计划更为有效。目前倡导三联预康复策略，即中高强度的有氧及力量锻炼、蛋白补充为主的营养支持和心理支持消除焦虑，见图 7-1。具体的实施细节将在第八章详细展开。

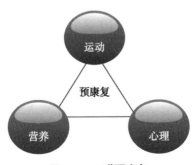

图 7-1 三联预康复

参 考 文 献

[1] LEVETT D Z, GROCOTT M P.Cardiopulmonary exercise testing, prehabilitation, and Enhanced Recovery After Surgery（ERAS）[J]. Can J Anaesth, 2015, 62（2）: 131-142.

[2] ROBINSON T N, WU D S, POINTER L, et al. Simple frailty score predicts postoperative complications across surgical specialties[J]. Am J Surg, 2013, 206（4）: 544-550.

[3] LI C, CARLI F, LEE L, et al. Impact of a trimodal prehabilitation program on functional recovery after colorectal cancer surgery: A pilot study[J]. Surg Endosc, 2013, 27: 1072-1082.

[4] GILLIS C, LI C, LEE L, et al. Prehabilitation versus rehabilitation: a randomized control trial in patients undergoing colorectal resection forcancer[J]. Anesthesiology, 2014, 121（5）: 937-947.

[5] GILLIS C, LJUNGQVIST O, CARLI F. Prehabilitation, enhanced recovery after surgery, or both? A narrative review[J]. Br J Anaesth, 2022, 128（3）: 434-448.

第二节 如何从运动中获益

通过运动预防疾病的证据有很多，规律运动可以改善平衡与力量，减少老年人发生缺血性心脏病、糖尿病、卒中和骨折的风险。运动还能够增加人体有氧代谢能力，降低交感神经应激，增强抗氧化能力，改善胰岛素敏感性。运动训练，特别是运动医学，已成为预防外伤及促进康复的方法。因此，可以假设，术前运动可增强患者的有氧代谢能力和肌肉力量，增强生理储备，更有利于术后康复。

运动能够使血流从代谢不旺盛的组织向活跃的肌肉组织再分布，为适应活跃组织的血流灌注，心排血量和收缩压将升高，同时为确保血液足够的氧合，呼吸频率和深度也会相应增加。控制骨骼肌纤维的运动单元被激活，神经通路开始工作，其他系统同样开始调整，以缓解运动所带来的应激状态。运动使机体固有稳态被打破，因此机体将尝试通过重建自身状态来纠正这一紊乱。一段时间的高强度运动可满足机体需求的增加，弥补手术带来的主要器官系统的变化。

当进行规律运动时，在适应运动所带来应激的同时，机体会更有效率地工作。鉴于机体暴露于重复的运动，各生理系统如心血管、呼吸、肌肉、神经和内分泌系统，都会在每一次运动后工作得更加熟练。机体将适应应激，并对日常活动中已形成的正常范围进行重置。经过训练的个体在应激期可以发挥出更大的功能。

术前体力活动下降可直接影响手术预后，卧床 7 天即可降低胰岛素介导的葡萄糖利用，甚至在健康人群中，胰岛素的扩血管作用也会在卧床 10 天后下降。生理储备低的患者术后发病率和病死率更高，术前握力下降的患者在接受非急诊手术、心脏和非心脏手术时，预后较差。

运动可以改善手术的预后。术前心肺功能训练与手术预后相关，运动训练后心血管系统的改善可以在 3 周时间内观察到，甚至在老年群体中也同样如此。有效的力量训练也可以应用于老年人，规律的抗阻训练可以逆转年龄相关的骨骼肌力量下降。术后机体的功能曲线一般会下降，这一趋势最初可能是由手术创伤、炎症或肿瘤本身造成，但卧床将会使其进一步恶化，机体功能状态的下降甚至可以从停止活动后的第 1 周就出现，因此在术后愈合时期进行适当运动也具有重要意义。

　　传统术后康复和术前预康复的假设轨迹如图 7-2 所示。横轴代表从术前基线测量开始的时间线，纵轴代表康复内容，可以是症状（如疼痛、乏力）、功能状态（如生理功能）或生活质量。术后康复遵循着特定的轨迹，即术后从基线功能急剧恶化，然后逐渐恢复。我们可以观察到术前进行预康复患者，术前功能状态可提高至基线水平以上，术后恶化程度更低，并且可以更快地恢复到基线水平，甚至超过术前基线水平。

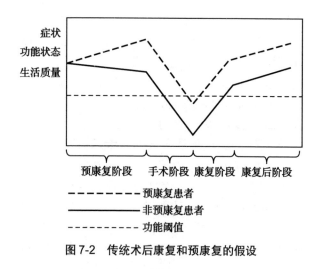

图 7-2　传统术后康复和预康复的假设

预康复的目的即通过改善机体各项参数来优化术后康复,在疾病得到诊断之后到手术之间的有限时间内应该是获取客观运动效应的合理时间段。

参 考 文 献

[1] FLETCHER G F, ADES P A, KLIGFIELD P, et al. Exercise standards for testing and training: a scientific statement from the American Heart Association[J]. Circulation, 2013, 128(8): 873-934.

[2] DIRKS M L, WALL B T, VAN D E, et al. One Week of Bed Rest Leads to Substantial Muscle Atrophy and Induces Whole-Body Insulin Resistance in the Absence of Skeletal Muscle Lipid Accumulation[J]. Diabetes, 2016, 65(10): 2862-2875.

[3] ROSS R, BLAIR S N., ARENA R, et al. Importance of Assessing Cardiorespiratory Fitness in Clinical Practice: A Case for Fitness as a Clinical Vital Sign: A Scientific Statement From the American Heart Association[J]. Circulation, 2016, 134(24): e653-e699.

[4] COLCORD M E, BENBOW J H, TRUFAN S, et al. Preoperative Muscle Strength Is a Predictor of Outcomes After Esophagectomy[J]. J Gastrointest Surg, 2021, 25(12): 3040-3048.

第三节　谁将从预康复中获益

一个人的生理储备由基因决定,是其全部器官系统的总体功能范围,生理储备的衰减程度与人的衰老相关。随着社会发展和保健水平的提高,人们的平均寿命得到了大幅提升,接受手术的老年人也随之增多。由于衰老本身损害了生理储备,一旦年龄超过 75 岁,与手术相关的发病率和病死率将随年龄增长显著升高。尽管规律的体力活动可以减轻衰老所带来的生理储备下降,但超过 65 岁的老年人中只有 30% 会进行日常锻炼。

其他具有高危围手术期风险的人群还包括合并有糖尿病、肥胖、冠状动脉粥样硬化性心脏病、充血性心力衰竭、认知障碍、骨关节病等疾病的术前患者,肿瘤患者,有营养不良风险者,及 ASA 分级高的患者等。这些患者围手术期风险高,并发症风险增加,功能恢复时间延长,在术前评估时更应该引起我们的注意。

预康复理念对于这些高风险人群具有更加积极的意义,综合纳入功能、并发症、认知、社会支持、营养和医学评估的术前评估可以帮助我们识别这些具有不良事件高危因素的人群,并在手术前制定合理的治疗计划,以期令他们以更好的状态来完成整个手术及康复过程,减少并发症的发生,加快功能恢复并减少花费。

已有一些研究强调慢性心力衰竭患者进行持续长期运动以及手术后康复训练的有利影响。同时,也有研究针对老年人提高术前生理储备和功能状态的方案,这些研究揭示老年人尚存在提升生理储备的空间,术前合理的预康复计划能够使老年人在术后康复中获益。预康复对于接受腹部和心脏手术的老年人是有益的,因为老年人更易受卧床和低功能状态的影响。在 75～85 岁的伴有骨密度降低的老年女性中进行每周两次的阻力训练和敏捷度训练,持续训练 6 个月后其跌倒风险明显下降。而逐渐增强的力量训练在老年人中持续 8 周后可观察到最大工作负荷的显著增加,显示力量训练对老年人的耐力改善结果。

2007 年,美国运动医学学会和 AHA 发布了针对老年人的运动建议,将老年人的健康异质性与个人对体力活动的需求 / 目标纳入考虑。其他组织也发布了类似的指南。考虑到老年人可能不常规律运动,为了增加他们的依从性,需要使这些运动有意义、有灵活性以及令他们喜欢。重要的是应该鼓励老年人去保持积极的生活方式,促进和维持健康的运动习惯。

制订预康复方案最适宜的时间是术前评估时期。在这段时期内,包括了内科、老年科、麻醉科、外科、营养科、运动 / 理疗科、护理的多科团队将根据制定的危险分层模型来识别具有高危因素的患者,在平衡干预的潜在获益与推迟手术的潜在风险后,确定预康复方案的持续时间。

参 考 文 献

[1] ANGULO J, EL ASSAR M, ÁLVAREZ-BUSTOS A, et al. Physical activity and exercise: Strategies to manage frailty[J]. Redox Biol, 2020, 35: 101513.

[2] WAITE I, DESHPANDE R, BAGHAI M, et al. Home-based preoperative rehabilitation (prehab) to improve physical function and reduce hospital length of stay for frail patients undergoing coronary artery bypass graft and valve surgery[J]. J Cardiothorac Surg, 2017, 12 (1): 91.

[3] IZQUIERDO M, MERCHANT R A, MORLEY J E,

et al. International Exercise Recommendations in Older Adults（ICFSR）: Expert Consensus Guidelines［J］. J Nutr Health Aging, 2021, 25（7）: 824-853.

[4] DONATH L, VAN DIEëN J, FAUDE O. Exercise-based fall prevention in the elderly: What about agility? ［J］. Sports Med, 2016, 46（2）: 143-149.

[5] CANDIO P, MEADS D, HILL A J, et al. Modelling the impact of physical activity on public health: A review and critique［J］. Health Policy, 2020, 124（10）: 1155-1164.

第四节 预康复的实例与分析

随着三联预康复理念逐渐为麻醉科医师和外科医师了解和认可，一些观察性研究和随机对照试验相继开展，人们也更加关注预康复策略的意义以及在不同外科领域应用研究的结果。本节将对新近的预康复策略实例进行综述，并介绍正在进行的预康复研究。

一、预康复策略在结直肠手术中的应用

结直肠手术是 ERAS 发展最为成熟的手术，对于此类手术预康复策略的开展建立在 ERAS 管理基础之上，近年也得到迅速发展。自 2010 年，加拿大 McGill 大学健康中心开展了一系列关于结直肠手术预康复的尝试与研究。

2011 年 Mayo 等进行的临床试验着重研究了接受结直肠癌患者预康复的运动形式和效果。该研究共纳入了 167 例患者，最终有 95 例患者入组，75 名患者完成了最终的评估。患者平均开始

预康复时间为术前 38 天,研究者对他们随访至术后 10 周。训练内容包括静止脚踏车加力量训练或者快步走加呼吸训练。以 6MWD(6 分钟步行距离)作为研究终点。

最终研究结果显示,有 35% 患者术前运动能力得到改善,36% 患者无变化,29% 患者运动能力下降。其中,术前运动能力提高的患者,其术后能更好地恢复至术前功能状态。术前预康复后功能状态提升的 26 名患者中,54% 术后 6MWD 恢复至术前水平以上,23% 与术前持平,23% 低于术前水平;而术前预康复后功能状态下降的 22 名患者中,仅 14% 术后 6MWD 恢复至术前水平以上,18% 与术前持平,68% 低于术前水平,见表 7-1。

表 7-1　Mayo 等结直肠癌手术预康复的效果研究

预康复后术前随访(相比于基线水平)	人数	术后随访(相比于基线水平)		
		低于	等于	高于
较前恶化	22	15(68%)	4(18%)	3(14%)
较前无变化	27	11(41%)	13(48%)	3(11%)
较前改善	26	6(23%)	6(23%)	14(54%)
总数	75	32	23	20

研究者们还发现,术前运动能力下降患者发生并发症和进一步治疗的风险更高。女性似乎从预康复运动中获益较少一些,基础运动能力较差、术前处于轻度焦虑状态,以及对预康复锻炼期待较高的患者,更有可能从预康复锻炼中获益。

随着预康复治疗理念的进一步发展,人们开

始关注围手术期患者的营养情况和心理状态，多模式的三联预康复计划（包括运动、营养和心理）似乎比单一模式的预康复计划更有效。2013 年来自 McGill 大学健康中心的研究团队首次对结直肠 ERAS 管理的患者进行了一项三联预康复的观察性研究。

该研究纳入了 42 例患者行术前预康复策略，对照组患者 45 例。患者被分入预康复组后，分别会见人体运动学家、营养学家和心理学家，进行个体化的预康复指导方案制订。预康复内容包括中等强度的有氧运动配合耐力训练，以补充乳清蛋白为主的饮食方案，消除紧张焦虑的心理疏导。术后随访 4 周和 8 周两次。预康复时间根据手术的安排，平均持续时间为 33 天（21～46 天）。以 6MWD 评估功能活动能力。

研究结果显示预康复可提高术前的功能运动能力并加快患者的术后康复。预康复组患者 6MWD 平均值如下：基础值为 422m，预康复后手术前增加为 464m，64% 的患者的 6MWD 优于术前 20m 以上；术后 4 周为 407m，术后 8 周恢复至 459m；对照组 6MWD 平均值如下：手术前为 402m，术后 4 周为 356m，术后 8 周仅为 375m。两组在手术前、术后 4 周、术后 8 周的 6MWD 均存在明显差异。在术后 8 周进行评估时，有 81% 的预康复组患者恢复至术前功能运动水平。未进行任何预康复干预治疗的对照组中，发现仅有 40% 患者的 6MWD 恢复术前水平。但两组患者术后并发症发生率和平均住院时间方面未发现明显差异。

上述研究对三联预康复策略的临床意义提出

了肯定,但仅为观察性的研究。2014 年该研究团队进行了一项单中心随机盲法对照研究,对比了三联预康复策略和单独术后康复治疗在结直肠癌手术患者中的应用。该研究共计入选预康复组38 人,术后康复组39 人。每组患者均接受 ERAS管理。其中,预康复组的患者从术前 4 周到术后8 周均接受预康复及术后康复治疗,而术后康复组患者仅在手术后 8 周接受康复治疗。该研究的预康复内容包括:以家庭为基础进行的中等强度的有氧和耐力锻炼,乳清蛋白补充为主的营养支持,专业心理学医师的咨询帮助减少患者焦虑情绪。观察的时间点包括基线水平、手术前、术后 4周及术后 8 周。以术后 8 周的 6MWD 作为主要评估指标,次要评估指标包括术后并发症、HADS量表评估院内焦虑抑郁评分、CHAMPS 评分、SF-36 评分等。

该实验结果显示,预康复计划组患者较术后康复组患者的功能能力提高更为明显。预康复组患者在等待接受手术的时间内平均仅接受了 24.5天的预康复训练,即有 53% 的患者术前 6MWD提高了 20m 以上,而仅接受术后康复治疗的患者,等待手术期间 6MWD 的提升并不明显,甚至36% 的患者出现下降。术后 8 周再评估 6MWD,预康复组患者平均 6MWD 显著好于仅接受术后康复治疗的患者,并且预康复组患者中有更多的人在术后 8 周恢复到了基础的功能运动水平,有58% 患者甚至超过了基础水平,见表 7-2。然而两组患者在术后并发症以及平均住院时间方面的差别无明显差异。

表 7-2 Gillis C 等对结直肠癌手术预康复组与
术后康复组围手术期功能状态的研究

	预康复+康复组(n=38)	康复组(n=39)	P 值
术前 6MWD			
相较基础值(m,标准差)	↑25.2(50.2)	↓16.4(46.0)	<0.001
相较基础值下降(n)	8(21%)	14(36%)	0.006
相较基础值无变化(n)	10(26%)	19(49%)	
相较基础值增加(n)	20(53%)	6(15%)	
术后 8w 6MWD			
相较基础值(m,标准差)	↑23.4(54.8)	↓21.8(80.7)	0.020
相较基础值下降(n)	6(16%)	15(38%)	0.022
相较基础值无变化(n)	10(26%)	14(36%)	
相较基础值增加(n)	22(58%)	10(26%)	

6MWD: 6 分钟步行距离。

McGill 大学健康中心在 2010 年到 2015 年期间总计进行了三项小样本量的结直肠手术患者的三联预康复研究,尽管得到了良好的结果证实预康复策略在结直肠手术患者中具有重要的临床意义,然而这些研究的共同问题在于其样本量较小。因此,2017 年该团队对其五年来的研究数据进行了二次分析并提出了包括体能锻炼、营养评估、乳清蛋白补充和抗焦虑技巧在内的多联预康复的理念,其主要目的在于证实预康复在更大的人群中的作用。

该研究的数据来自于一项单组的初步研究和两项随机对照研究,共纳入了 185 例完成了围手术期评估的患者,其中 113 例为预康复组,72 例为对照组。预康复组接受了术前和术后的三联预康复,而对照组只接受了术后的预康复治疗。研究通过测定 6MWD 评估功能状态,并将 6MWD 超过基线值 19m 定义为显著的功能改善,研究对比了术前、术后 4 周和术后 8 周 6WMD 的变化情况。

研究结果显示基线值比较,预康复组的 6MWD 改变在围手术期(术前、术后 4 周和术后 8 周)均高于对照组,见表 7-3。预康复组术前有显著功能改善患者的比例明显高于对照组,其中前者为 68 例(60%),后者为 15 例(21%)。由此可以看出,大样本量的二次数据分析结果同样印证了预康复对于围手术期功能状态具有显著的改善作用。

表 7-3 Minnella EM 等对预康复改善结直肠手术患者功能状态的研究

6MWD 改变（相对基线值）	预康复组（n=113）	对照组（n=72）	P 值
术前,平均值 ± 标准差	↑30.0±46.7	↓5.8±40.1	<0.001
术后 4 周,平均值 ± 标准差	↓11.2±72.0	↓72.5±129.0	<0.01
术后 8 周,平均值 ± 标准差	↑17.0±84.0	↓8.8±74	0.047

McGill 大学健康中心对于结直肠手术三联预康复的研究结果均让人们对预康复策略充满

了信心和希望。这些数据均提示我们，术前即开始进行专业的、全面的、有计划的预康复锻炼对于患者的围手术期整个功能恢复将是非常有益处的。然而，除外对于患者术后功能能力的关注外，人们更为关心的预康复对于结直肠手术患者整个围手术期并发症、住院时间及长期预后的影响，还需要大规模的随机对照试验加以证实。

二、预康复策略在肺部手术患者中的应用

肺癌是全球死亡率较高的恶性肿瘤之一，且发病率有逐年上升趋势。至今为止，非小细胞肺癌（non-small cell lung carcinoma，NSCLC）最有效的治疗方式仍为手术切除，然而很多肺癌患者均合并有 COPD 等疾病，使得一部分肺癌患者由于肺功能受损，无法接受最为有效的手术治疗。预康复治疗的主要目的是为更多患者争取到手术机会，降低术后并发症，提高生存率。至今，尚无大规模随机对照临床研究的研究结果。而已发表的观察研究及小规模对照研究所提供的初步结果已为制定临床指南奠定了一定的基础。

虽然已有不少临床研究证实了术前适当的运动及功能锻炼对于肺癌手术患者是安全而有益的，而在 2011 年以前的多数临床试验均为小样本的观察性研究，多数没有设立对照组。同时，英国国家卫生医疗质量标准署在 2007 年发布关于肺癌的诊断治疗指南中指出，在评估肺部预康复是否能改善肺癌患者预后的时候，还应该全面评估患者的死亡率、围手术期并发症和肺功

能等指标。

2011 年，美国梅奥诊所针对肺癌手术预康复治疗进行了一项随机对照研究。研究对象均为拟行肺癌手术且合并中到重度 COPD 的患者，研究终点为患者术后住院时间以及术后并发症（包括发热、肺炎、白细胞升高、严重的肺不张、胸腔引流时间长于 7 天，以及术后呼吸支持大于 24h）。该研究共纳入实验组 10 人（进行术前个体化的运动方案，呼吸肌训练，慢呼吸训练），对照组 9 人，研究结果显示接受肺部预康复锻炼的患者术后住院时间较对照组减少 3 天（P=0.058），长时间保留术后胸腔引流的患者比例明显减少（11% vs 63%，P =0.03），且胸腔引流管保留时间也明显降低（4.3天 vs 8.3 天，P =0.04）。该研究结果提示我们，术前肺部预康复治疗可以显著改善患者围手术期整体状况，降低并发症，减少医疗费用。该实验是目前少有的关于肺部预康复治疗的随机对照试验之一，虽然入组患者不足，但初步研究结果却鼓舞人心，为进一步开展大型的多中心临床试验奠定了基础。

同年，土耳其也对拟行肺癌手术的患者进行了一项随机对照研究，该实验共纳入 60 例患者，其中实验组患者在术前接受了高强度肺部物理治疗。研究结果显示，实验组患者外周血氧饱和度明显升高，住院时间明显缩短，健侧肺部通气血流比也得到明显改善。

2013 年，在西班牙进行的一项临床研究，比较了接受肺癌手术的患者中，不同康复措施所产生的效果。该研究也是一项小规模的随机对照试验，所有入组患者被随机分为肺部预康复治疗组，与传统胸部物理治疗组，两组患者均参与了为期4周的肺部预康复治疗或者胸部物理治疗，该研究主要为了评估上述两项康复措施在改善患者术前功能状态和降低术后呼吸并发症方面的差异性。

肺部预康复治疗患者主要接受力量及耐力训练，力量训练包括上肢力量锻炼，及以脚踏车为主的下肢力量训练，逐渐加大运动强度，使得最终运动强度达80%最大强度。该组患者采用吸气训练器进行吸气肌训练。常规肺部理疗组患者的锻炼方案主要针对保持肺部持续扩张的锻炼，具体锻炼方法为，鼓励患者持续的最大能力地吸气，阶段性地吸气努力加/不加吸气末暂停，充分利用膈肌吸气，缩唇呼气，以及利用激励式流量计进行肺功能锻炼。所有入组患者均需参加围手术期康复锻炼的宣教课程，使患者及家人对术前，术后护理的重要性和手术过程的有更详尽的了解，并学会放松疗法和情绪管理技巧，减轻心理负担，注重围手术期营养。研究终点分为两个阶段，第一阶段主要评估预康复4周后患者肺功能的改善，第二阶段评估肺癌术后的相关并发症。共计有12例患者入组并完成肺部预康复治疗，有9例患者入组传统胸部物理治疗组。

实验结果显示，肺部预康复组患者肺功能各项指标较基线水平均有明显提高。其中FVC显著提高（1.47L vs 1.71L，$P=0.02$），FVC占预计值的百分比（forced vital capacity%，FVC%）明显改善（62.5% vs 76%，$P<0.05$）；6MWD也有明显提高（425.5m±85.3m vs 475.0m±86.5m，$P<0.05$）。

第二阶段评估结果同样显示,肺部预康复治疗组术后呼吸系统并发症明显低于对照组($P = 0.01$),见表 7-4。

表 7-4 MoranoMT 等对肺部预康复治疗对行肺癌切除术患者预后的研究

指标	传统物理治疗组 (n=9)	肺部预康复组 (n=12)	P
住院时间(± 标准差)	12.2±3.6	7.8±4.8	0.04
ICU 住院时间(最小～最大)	2(2～4.5)	2(2～3)	0.20
胸腔引流管时间(± 标准差)	7.4±2.6	4.5±2.9	0.03
PPC 患者 /%	7(77)	2(16.7)	0.01
肺炎 /%	2(22.2)	0(0)	0.17
机械通气时间 >48h/%	3(33.3)	1(8.3)	0.20
支气管胸膜瘘 /%	7(77.8)	2(16.7)	0.009
肺不张 /%	3(33.3)	0(0)	0.06
支气管痉挛 /%	6(66)	0(0)	0.002

ICU:重症监护治疗病房;PPC:肺部并发症。

2020 年,北京协和医院麻醉科进行了一项随机对照研究,研究 2 周多模式预康复计划对提高胸腔镜肺癌切除术患者围手术期功能状态的影响。共纳入 73 名拟行胸腔镜肺叶切除术的患者。预康复组共 37 名患者,接受 2 周左右的术前多联预康复管理计划,包括有氧运动、阻抗运动、呼吸锻炼、口服乳清蛋白为主的营养补充和心理支持。多联预康复计划持续的中位时间为术前 15 天。对照组共 36 名患者,接受常规围手术期诊疗。主要研究结果为患者围手术期功能状态的变化，通过 6MWD 测定，分别在入组、术前 1 天和术后 30 天测定。结果预康复组平均围手术期 6MWD 较对照组增加 60.9m（P< 0.001）。在预康复组中，患者术前 1 天 6MWD 较基线改善 45.1m，术后 30 天，6MWD 较术前 1 天下降 23.6m，最终术后与基线测量相比改善 21.5m。对照组术前 1 天 6WMD 较基线提高 3.8m，术后 30 天较术前下降 39.9m，最终术后较基线测量下降 36.1m。预康复组患者 FVC 较对照组增加 0.35L（P =0.021）。两组在围手术期其他肺功能指标、功能状态评分、心理评分、术后住院时间、短期预后评估、术后并发症和死亡率方面无差异。该研究初步证实了家庭 2 周多模式的预康复方案在 VATS 肺叶切除术的可行性和有效性。

三、预康复策略在其他手术患者中的应用

　　除在结直肠手术及胸部手术中得到应用之外，预康复理念也逐渐扩展到其他外科手术领域中。Dunne 等在因结肠癌肝转移预备行肝切除的患者中进行了预康复研究。将 38 名术前患者随机分为预康复组和标准治疗组，进行为期 4 周共 12 组的高强度运动训练（通过固定自行车进行；热身运动、30min 交替循环的中等强度运动和极量运动，放松运动，即为一组运动训练）。应用 CPET、生活质量评分（Quality of Life，QoL）和 SF-36 量表对结果进行评价，分别对比了两组患者的基线情况和运动计划完成时的情况。结果显示预康复组患者在有氧代谢能力和生活质量方面有明显改善，提示 4 周的预康复训练计划能使患

者在功能状态和生活质量方面获益。

目前已有针对前列腺癌根治术患者的预康复研究。2014 年 Santa Mina 等计划共纳入来自多中心的 100 名无运动禁忌并准备行前列腺癌根治术的患者,研究的目的是作为前列腺癌预康复策略的预实验,首先评价预康复方案的可行性及患者的参与度和依从性。研究随机分为预康复计划组和常规治疗组。两组患者均在术前接受盆底肌肉力量训练和健康的生活方式指导,而只有预康复计划组的患者在家中进行无监督下的 60min 中等强度运动训练,频率为每周 3～4 天。研究中对患者进行长期随访,测定基线(术前 4～8 周)、术前 1 周内以及术后 4 周、12 周、26 周等多个时间点的疗效指标,包括疲劳、生活质量、尿失禁、体能、身体成分、有氧代谢能力、疼痛、活动能力等。2018 年该团队报道了研究结果,预康复的完成率为 69%,未发生严重的干预相关不良事件。干预后和术前,预康复组患者更少出现焦虑($P=0.035$),体脂率更低($P=0.001$)。术后 4 周预康复组的 6MWD 较对照组长 38.68m±13.89m($P=0.006$);术后 26 周预康复组患者的握力较对照组高 4.4kg±1.92kg($P=0.022$),焦虑发生率更低($P=0.025$)。

预康复策略将对手术患者整体预后产生深远的影响,期待预康复策略通过不断的研究及完善能够在更多的手术类型中得到应用。

参 考 文 献

[1] MAYO N E, FELDMAN L, SCOTT S, et al. Impact of preoperative change in physical function on postoperative

recovery: argument supportingprehabilitation for colorectal surgery[J]. Surgery, 2011, 150(3): 505-514.

[2] LI C, CARLI F, LEE L, et al. Impact of a trimodal prehabilitation program on functional recovery after colorectal cancer surgery: A pilot study[J]. Surg Endosc, 2013, 27: 1072-1082.

[3] GILLIS C, LI C, LEE L, et al. Prehabilitation versus rehabilitation: a randomized control trial in patients undergoing colorectal resection for cancer[J]. Anesthesiology, 2014, 121(5): 937-947.

[4] MINNELLA E M, BOUSQUET-DION G, AWASTHI R, et al. Multimodal prehabilitation improves functional capacity before and after colorectal surgery for cancer: a five-year research experience[J]. Acta Oncol, 2017, 56(2): 295-300.

[5] MORANO M T, ARAúJO A S, NASCIMENTO F B, et al. Preoperative pulmonary rehabilitation versus chest physical therapy in patients undergoing lung cancer resection: a pilot randomized controlled trial[J]. Arch Phys Med Rehabil, 2013, 94(1): 53-58.

[6] DIVISI D, DI FRANCESCO C, DI LEONARDO G, et al. Preoperative pulmonary rehabilitation in patients with lung cancer and chronic obstructive pulmonary disease[J]. Eur J Cardiothorac Surg, 2013, 43(2): 293-296.

[7] MUJOVIC N, MUJOVIC N, SUBOTIC D, et al. Preoperative pulmonary rehabilitation in patients with non-small cell lung cancer and chronic obstructive pulmonary disease[J]. Arch Med Sci, 2014, 10(1): 68-75.

[8] LIU ZJ, QIU T, PEI L, et al. Two-Week Multimodal Prehabilitation Program Improves Perioperative Functional Capability in Patients Undergoing Thoracoscopic Lobectomy for Lung Cancer: A Randomized Controlled Trial[J]. Anesth Analg, 2020, 131(3): 840-849.

[9] DUNNE D F, JACK S, JONES R P, et al. Randomized clinical trial of prehabilitation before planned liver resection[J]. Br J Surg, 2016, 103: 504-512.

[10] SANTA MINA D, HILTON W J, MATTHEW A G, et al. Prehabilitation for radical prostatectomy: A multicentre randomized controlled trial[J]. Surg Oncol, 2018, 27 (2): 289-298.

第五节　预康复策略研究的前景

虽然目前预康复策略在结直肠外科、胸外科等科室手术中的作用已得到充分肯定；但仍有诸多正在进行的临床试验，旨在拓宽预康复策略的应用前景，优化实施方案。目前，已有包括骨科、肝胆外科、泌尿外科、妇产科、乳腺外科和小儿外科等专业的研究者对预康复策略进行探索，特别是针对预康复高危患者，包括老年、衰弱、肥胖等患者的研究正成为研究热点。虽然许多研究尚处于临床试验阶段，但这显示预康复这一理念已被多学科接受并被积极地投入实践。

消化系统手术仍是备受关注的领域。关于结直肠手术的研究更加深入，目前在国际临床研究注册网站注册的结直肠手术预康复研究达30余项，其中10项研究为正在入组或即将入组状态。除结直肠手术外,目前加拿大和法国各有一项多中心随机对照试验拟探究多模式预康复在食管癌手术中的作用。我国有一项随机对照试验旨在评价术前运动对老年衰弱胃癌患者近期及远期预后的影响。美国也有研究评价术前运动、营养咨询、患者教育对胰腺癌患者的可行性和有效性。

另有几项研究拟拓展预康复策略在泌尿外科手术中的作用。除加拿大的一项多中心随机对照试验旨在探究术前全身运动配合盆底肌训练对前列腺癌根治术患者预后的影响;该国的另一项随机对照研究拟评估三联预康复在膀胱癌根治术中的作用。

血管外科也是研究热点之一。美国正在开展一项研究,评价家庭预康复及定期随访对经导管主动脉瓣置换术患者的影响。另有两项研究拟探究三联预康复策略对主动脉瘤修补术患者术后生活质量的作用。

此外,预康复的开展形式也随着互联网医疗的推进不断创新,加拿大一项正在进行的观察性研究中,采用远程电话会议模式对患者进行家庭多模式预康复教育,考查其依从性和对术后功能康复的影响。北京协和医院麻醉科也正在尝试开展采用微信小程序作为预康复的宣教、记录和随访工具的研究,创新预康复的推广模式。

总之,预康复策略的广泛开展已成为趋势,亟需更多高质量循证医学证据为其具体实施方案提供依据。

（刘子嘉　黄宇光）

参 考 文 献

U.S. NATIONAL INSTITUTES OF HEALTH. Clinicaltrials
［DB/OL］.（2022-10-01）［2023-05-01］. clinicaltrials.gov/
ct2/results?term=prehabilitation&pg=1.

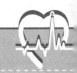

第一节　预康复的时机

一、预康复开始的时间

为最大限度地提高术后患者生活质量、减少康复时间，研究者们开始思考这样一个重要问题——"何时进行康复最为高效合理？"

术后开始康复并非理想选择，因为康复运动等可能对伤口愈合带来负面影响，患者也可因术后急性疼痛、体力受限等因素而无法配合。术后患者情绪焦虑抑郁，还可能面临随之而来的化疗和放疗，均不利于康复的开展。

相比之下，术前患者生理和心理状态更为平稳，更愿意积极主动为手术准备。运动本身能缓解患者的焦虑心理，尤其当他们感觉到自己的参与可能促进预后时，会进一步降低他们的焦虑情绪。另一方面，由于资源有限，且相关的术前检查和准备需要逐项完善，患者在做出手术决定后往往不可避免地需等待一段时间，这也为术前纠正可逆危险因素提供了时机。由此，"预康复"的理念也因此应运而生，预康复开始的时机即医师与患者共同决定手术，到手术前1天的完善检查及术前优化的等待时间。

二、预康复持续的时间

另一个需要关注的问题是，预康复持续多久最为合适？回答这一问题需综合考虑预康复的有效性、患者的依从性，以及手术等待时间等客观因素，目前公认术前 4 周是开始预康复的最佳时机。

（一）预康复的有效性

多个动物生理实验证实术前 4 周以上的体育锻炼有助于提高对创伤的承受力。术前 25 天每天运动 2h 的大鼠较对照组在双侧大脑感觉运动皮层切除术后恢复更快。而人体生理实验也证实，运动可增强患者对手术的适应力。持续 4 周、每周 4 次、每次 1 小时的有氧运动可使最大氧摄取能力提高 6.6%，极限心率下降 10 次 /min；持续 9 周的持重物训练可使老年人股四头肌肌力增加 27%，肌容积增加 12%，还可促进矿物质在骨的沉积。

虽然，具体的运动形式对特定手术患者各个生理指标的改善作用目前仍有争议，但近年来多篇系统评价文献证实总体上术前 4～8 周的预康复锻炼有利于加速康复，改善远期预后。术前 4 周以上的呼吸功能锻炼可显著降低心脏和腹部手术患者术后呼吸系统并发症的风险，缩短住院时间。另有系统评价也揭示了术前 3 周以上的其他类型的体育运动（如高强度间歇无氧运动、有氧运动、抗阻运动、关节拉伸运动等）对胸科及骨科手术后心肺功能恢复、生活质量提高的改善作用。

另外，营养状态在术前等待期间也亟待改

善；在拟行消化道手术的患者中，9%存在营养不良问题，54%在术前6个月存在体重下降，17%体重下降超过10%。患者口服营养补充时间应大于7天。营养不良患者在接受胃肠手术前给予持续7～14天肠外营养的益处最大。部分重度营养不良患者，可酌情延长至4周。

近年来也有文献针对术前2～4周的多模式预康复进行研究，证实了短期预康复可改善患者的功能状态，也有研究证实了术前2周的呼吸功能锻炼对患者（尤其是老年人），仍有改善呼吸肌耐力的作用。但是术前锻炼过短可能无法达到最理想效果。

（二）患者的依从性

运动依从性（compliance）指患者对运动计划的完成程度。对肿瘤患者，影响运动依从性的因素包括年龄、肿瘤分期、治疗方式、生活质量、既往运动史、基线运动能力、体力情况、感知行为能力、自信心、个人态度和意愿等。

荷兰一项研究通过问卷调查评价了患者对术前5周预康复运动的耐受性，患者的总体依从性为84%，满意度评分为8～8.5分（总分10分），100%的患者均从运动中获得积极的情绪体验。另一项加拿大的研究表明，肺癌患者对术前8周的体育活动依从性为73%，较为理想。但是，术前锻炼持续超过3个月时，患者依从性明显下降，一项纳入13位患者的持续12周的肝移植术前运动实验，最终仅8位（61.5%）患者完成，另5位因身体无法承受或手术已排而终止实验；但在严格监督下，患者对术前12周运动计划的依从性也可达78.3%。

此外，一对一咨询和患者群体教育等形式有利于鼓励患者坚持完成术前锻炼计划，提高患者依从性。

（三）手术等待时间

1. 贻误手术的争论　尽管如上所述，预康复可使患者获益，但对此也有反对的声音。多个国际指南建议对有手术切除指征的恶性肿瘤，自诊断至手术的等待时间不应超过 2～4 周；故曾有研究者质疑预康复过程可能使恶性肿瘤患者治疗延迟，增加肿瘤分期进展的风险，而这目前并无明确证据支持。加拿大安大略省的调查表明，非小细胞肺癌患者自决定手术至实施手术的目标时间为 28 天，而这段等待时间不会增加肿瘤升期的风险，也不会改变患者的预后。另有文献系统评价了关于前列腺癌的 6 项流行病学调查，发现患者的平均等待时间为 42～83 天，其中有 2 项调查提示超过 3 个月的手术延迟将增加肿瘤进展的风险，但无研究表明 8 周以内的延迟对远期预后有负面影响，而类似的结果也见于针对肾癌、睾丸癌、膀胱癌的系统评价。由此可见，术前 4～8 周的预康复对恶性肿瘤患者是相对安全的，但超过8 周的治疗延迟有延误病情的风险。

2. 患者心理与情绪　虽然，4～8 周之内的术前等待对肿瘤的进展无明显影响，但问卷调查表明，术前等待可使患者产生严重负面情绪：对拟行白内障手术的患者，术前等待期间抑郁情绪的发生率高达 28.9%；且术前等待 1 个月以上的患者焦虑情绪更加严重。此外，另有研究表明，术前等待可导致患者生活质量全方面下降，尤其对于骨科手术术前患者，除消极情绪外，他们往往还承受着疼痛和活动受限的困扰,63% 的受调查者认为他们的总体健康状况在迅速恶化。因此,预康复时间过长可能导致患者焦虑抑郁的风险增加,不利于围手术期的快速康复。

综上所述,从有效性、可行性、安全性角度分析,术前 4 周开始预康复锻炼,是预康复的最佳时机。在客观条件限制无法缩短术前等待时间的情况下,通过 4 周,甚至可延长至 8 周的预康复过程,帮助患者调整心理和生理状况以积极迎接手术的挑战是非常必要的。充分把握预康复时机,设计合理高效的方案、提高患者依从性,对患者的远期预后有重要意义。

参 考 文 献

[1] SANTA MINA D,SCHEEDE-BERGDAHL C,GILLIS C, et al. Optimization of surgical outcomes with prehabilitation[J]. Appl Physiol Nutr Metab, 2015, 40(9): 966-969.

[2] LE ROY B,SELVY M,SLIM K. The concept of prehabilitation:What the surgeon needs to know?[J]. J Visc Surg, 2016, 153(2): 109-112.

[3] GILLIS C,LI C,LEE L, et al. Prehabilitation versus rehabilitation:a randomized control trial in patients undergoing colorectal resection for cancer[J]. Anesthesiology, 2014, 121(5): 937-947.

[4] LEVETT D Z,EDWARDS M,GROCOTT M, et al. Preparing the patient for surgery to improve outcomes [J]. Best Pract Res Clin Anaesthesiol, 2016, 30(2): 145-157.

[5] KAUSURA M,KURIYAMA A,TAKESHIMA T, et

al. Preoperative inspiratory muscle training for postoperative pulmonary complications in adults undergoing cardiac and major abdominal surgery[J]. Cochrane Database Syst Rev, 2015, 10: Cd010356.

[6] DEBETTE-GRATIEN M, TABOURET T, ANTONINI MT, et al. Personalized adapted physical activity before liver transplantation: acceptability and results[J]. Transplantation, 2015, 99(1): 145-150.

[7] COUGHLIN S, PLOURDE M, GUIDOLIN K, et al. Is it safe to wait? The effect of surgical wait time on survival in patients with non-small cell lung cancer[J]. Can J Surg, 2015, 58(6): 414-418.

[8] PALAGYI A, ROGERS K, MEULENERS L, et al. Depressive symptoms in older adults awaiting cataract surgery[J]. Clin Experiment Ophthalmol, 2016, 44(9): 789-796.

[9] SALCI L, AYENI O, FARROKHYAR F, et al. Impact of Surgical Waitlist on Quality of Life[J]. J Knee Surg, 2016, 29(4): 346-354.

第二节 三联预康复运动计划

患者在开始预康复计划前,除接受外科手术评估与麻醉访视优化外,需经由专业的人体运动学家进行全面的功能状态评估,根据基础情况及所行手术,制订个体化的预康复运动方案。

一、运动的安全性

术前患者运动训练是安全可行的,包括重症心脏和肺部疾病的患者。体育锻炼方案已证明可改善心力衰竭患者、缺血性心脏病患者、慢性阻塞性肺疾病患者的健康状态。此外有临床结果显示，对腹主动脉瘤患者给予每周三次中等强度的运动干预，可改善患者活动耐量，而未见不良事件的发生。2013 年有人对 10 项术前行有氧运动的随机对照试验进行了荟萃分析，共包含行择期腹部手术的 524 名患者，证明了运动的可行性和安全性。

二、运动的内容

（一）运动训练

运动是预康复内容的核心。运动训练又以有氧运动为主，有氧运动和无氧运动相结合，即包含耐力锻炼和力量训练两种互补的运动类型。耐力运动旨在通过优化心肺功能和最大摄氧量提高功能储备。肌肉练习旨在加强肌肉骨骼系统的能量储备。

1. 有氧运动　有氧运动是运动训练的核心。有氧 / 耐力运动的形式多样，快步走、慢跑、游泳、健美操、跑步机以及骑自行车均是很适宜的运动，可根据实际情况和患者的喜好进行选择。快步走最为简单流行，即使在老年人也易于实施。固定自行车和游泳练习更适于有肌肉骨骼疾病的患者（关节炎，平衡能力差）。部分研究还建议转动和提高脚踝、静态股四头肌收缩锻炼，以激活心肺功能。

2. 无氧运动　肌肉力量训练包含在日常生活需要的所有肌肉群（肱二头肌、肱三头肌、三角肌、胸大肌、背阔肌、斜方肌、腰方肌、腹部肌群、臀部肌群、股四头肌、腓肠肌等）。练习方式包括蹲起、弓步、俯卧撑、仰卧起坐等,也可根据条件使用合适的设备(健身器械,哑铃,阻力带等)。需注意力量练习发力时不能屏气,以避免血压升高;老年患者建议多采用坐、卧位进行练习,避免跌倒。

(二)呼吸锻炼

除了运动锻炼,呼吸锻炼也是预康复运动计划的重要组成,有助于改善肺功能,利于痰液排出,增加肺活量,防止围手术期肺不张的发生。呼吸锻炼包括:鱼嘴腹式呼式呼吸(取半卧位或坐位,闭嘴用鼻子尽最大力吸气,同时腹部隆起,吸气后憋气2~3秒,呼气时缩唇呈鱼嘴样或吹哨状,让气体从口唇缓慢呼出,腹部凹下,尽量做到深吸慢呼,吸气和呼气时间比为1:2,患者可自行读秒,吸气数1、2、3,呼气数1、2、3、4、5、6)。腹式或胸式呼吸(根据不同手术部位以模拟术后状态:腹部手术可以腹带缠绕腹部,吸气时尽量仅胸廓起伏而腹部不动;胸科手术可以腹带缠绕胸部,吸气时尽量仅腹部起伏而胸廓不动);有效咳嗽(坐位,身体稍前倾,深吸一口气,不停歇立即进行短促有力地咳嗽,使痰液冲出);吹气球等;还可借助呼吸锻炼器进行肺功能锻炼。

(三)运动个体化

所有运动都建议患者至少在专业运动学教练的指导下先完成一次,以给予必要的纠正。尤其是力量器械训练,应在经过培训的物理治疗师的指导下进行。有研究者指出,预康复计划制定中需要实行的运动不应只是患者既往已经进行过的,可鼓励患者进行新的运动模式,这样机体能够经历额外的应激,获得更好的功能储备。

尽管预康复计划对于大部分手术类型都适用，仍需要根据所行手术选择能够改善其机体功能的特定干预方式。例如，接受肺部手术患者的预康复计划需要集中在有氧运动和呼吸功能锻炼部分，COPD 患者还应特别强调上肢肌群的练习；髋部和膝部手术患者更需要核心肌群和股四头肌的力量训练；前列腺根治术的预康复计划包括患者盆底肌的功能锻炼等。

三、运动的强度

对于运动细节内容认识的提高，包括运动的强度、时间、形式、质量，将使运动的有效性最大化。目前的建议是适合个体的中等强度和剧烈强度运动结合进行。对患者来说什么样的程度才是中等强度或剧烈强度呢？

（一）评估方法

1．目标心率　许多研究中采用最大心率和目标心率评价运动强度。一般采用 Karvonen 公式计算目标心率。目标心率 =[（220- 年龄）- 静息心率]× 运动强度 % + 静息心率。一般有氧运动从 40%～50% 心率储备开始。也有试验根据年龄和 6MWD 的结果，计算出最大心率和运动的目标心率。

2．主观劳累分级　主观劳累分级亦称为 Borg 评分可更为方便地进行主观活动强度评分（图 8-1）。将分值设为从 1 到 10（1 代表毫不费力，10 代表运动极限），中等强度的运动可以认为是 5～6 分，剧烈运动大致是 7～8 分。它可以很容易被制作成海报并悬挂在患者运动的地点，给运动者和测试者提供了共同的参照。虽然它并不能完美地描述活动强度,但已经应用于很多慢性病患者。其他的评分,例如改良的 Borg 评分,基于相同的概念,用不同的分数代表自我感觉用力度(表8-1)。

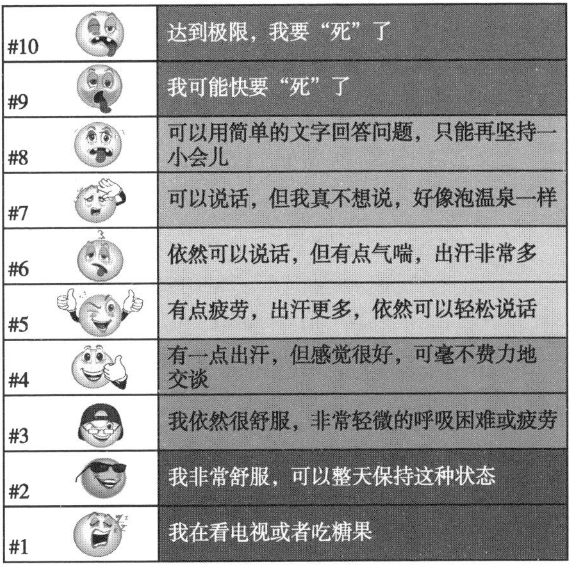

#10		达到极限,我要"死"了
#9		我可能快要"死"了
#8		可以用简单的文字回答问题,只能再坚持一会儿
#7		可以说话,但我真不想说,好像泡温泉一样
#6		依然可以说话,但有点气喘,出汗非常多
#5		有点疲劳,出汗更多,依然可以轻松说话
#4		有一点出汗,但感觉很好,可毫不费力地交谈
#3		我依然很舒服,非常轻微的呼吸困难或疲劳
#2		我非常舒服,可以整天保持这种状态
#1		我在看电视或者吃糖果

图 8-1　主观劳累分级

表 8-1　改良的 Borg 评分

Brog 评分	自我感知的用力程度
6~8	非常非常轻
9~10	很轻
11~12	轻
13~14	有点用力
15~16	用力
17~18	很用力
19~20	非常非常用力

相对于心率测定，Borg 评分可应用于预先接受过药物治疗的患者，一些可能影响心率的药物（如 β 受体阻滞剂，常用于老年冠状动脉粥样硬化性心脏病患者）会限制用心率作为对运动强度反应的准确性。Borg 评分的好处是可以评价运动当天主观感觉上的运动强度，结合考虑了虚弱、疾病或其他对个体健康不利的因素的影响。相应地，它同样也考虑到运动会导致机体的积极适应，患者必须逐渐提高他们的运动强度以保持相同的 Borg 评分。

（二）运动强度建议

一般有氧运动从 40%～50% 心率储备开始。如果可以耐受，每周增加 10%。举例说明：一位 60 岁的患者，静息心率为 70 次 /min，以 40% 的运动储备开始预康复运动，其目标心率 = [（220−60）−70]× 40% +70=106 次 /min。

Borg 评分法建议：有氧运动以 4～6 分，或者改良的 Borg 评分 13～16 分的强度进行。如果感觉到运动可轻松完成（Borg 评分 2～3 分）则适当增加运动强度，不建议运动持续过于剧烈（Borg 评分 7～8 分）。力量训练的强度通常以负荷量最大重复次数（repetition maximum，RM）值表示，以 8～15RM 为宜，开始每个动作做 1 组，每组 10～12 次；后期可增加至每个动作做 2～3 组，每组 12～15 次。做完练习若觉得很轻松需提高弹力带强度或哑铃重量。患者可参考 Borg 表、夹指式脉搏指氧仪或运动手环等以协助运动的完成。

四、运动的时间与频率

就运动时间而言，可以说有比没有好，运动

越多越好。就运动的制定而言存在明显的量效反应，越多的体力活动可以得到越大的健康获益。根据目前已进行的临床试验结果，综合考虑适宜的运动强度与依从性，建议预康复运动每周 3～5 次，有氧运动与无氧运动可以同时进行或间隔进行。有氧运动的时间至少 20min，可逐渐增加至 30～50min。大多数研究中，力量训练每次 10～25min，以预防肌肉酸痛。同一肌群需休息 48～72h 再进行下一次练习。一项有氧运动和无氧运动同时进行的研究中，建议每次运动 50min，包括 5min 慢走热身、20min 有氧运动、20min 无氧运动、5min 恢复。另一项研究中，60min 的运动计划为：5min 热身，25min 的有氧运动（40%～60% 最大心率），25min 阻力训练，以及 5min 恢复。呼吸功能训练建议每天进行 2 次，每次 15min，可同时听舒缓的音乐进行放松。

另一个常在最近的指南中重点提出的观点是，有氧运动不一定需要连续地进行，只要持续一小段时间如至少 10min 就可以获益。在 2 型糖尿病患者中，将有氧运动在一天中分 3 次，每次 10min 进行，控制血糖的效果比连续进行 30min 更满意。这种一天中短时间多次的运动的能量消耗可能比一次进行的运动更高。除了生理上获益，出于患者主观感受、身体虚弱以及积极性因素等考虑，这种 10min 多次的运动在实际应用中更加灵活可行。

五、运动的执行度与反馈

为完成指定的运动目标，我们还需要考虑到患者的依从性、运动有效性、花费等问题，这也涉及到院内指导训练干预与家庭自主运动模式的选择。

术前患者可能存在许多有碍运动计划进行的状况，包括焦虑、抑郁、营养不良、合并症和肿瘤本身，这些都会影响到他们如何执行体力活动。尤其对那些之前不活动或体力活动水平非常低的患者，开始运动计划可能存在困难。因此要对预康复的内容进行充分的宣教，鼓励患者术前尽可能多地进行运动锻炼。同时，也要避免运动强度过高，以免产生疲劳、受伤或较差的依从性。制定的计划应多样化，各部分运动之间应该有足够的休息时间，既可以恢复体力也能够保留前次运动的生理获益。为了使体力持续改善，运动的强度应该缓慢地逐渐增加。

院内指导训练干预模式可保证患者在医师的监督下完成预康复计划，但患者需要住院治疗或者每周到医院 3~5 次进行预康复，无法用于预康复的大量开展和推广。在已经进行的采用家庭自主运动模式的一些研究中，研究者为患者制定运动记录手册，以通俗的语言配有图片进行说明，或制作运动指导视频。患者通过运动日记记录每天相关的活动。同时每周电话或电子邮件随访一次，与患者沟通。以开放的问题询问包括运动的强度、时间、次数等预康复执行情况，解决运动中的问题和障碍，鼓励患者坚持运动，从而起到监督和动态评估运动的作用。

参 考 文 献

[1] TAYLOR R S, SAGAR V A, DAVIES E J, et al. Exercise-based rehabilitation for heart failure[J]. Cochrane

Database Syst Rev, 2014, 4: CD003331.

[2] DIBBEN G, FAULKNER J, OLDRIDGE N, et al. Exercise-based cardiac rehabilitation for coronary heart disease[J]. Cochrane Database Syst Rev, 2021, 11 (11): Cd001800.

[3] PATTI A, MERLO L, AMBROSETTI M, et al. Exercise-based cardiac rehabilitation programs in heart failure patients[J]. Heart Fail Clin, 2021, 17(2): 263-271.

[4] PUHAN M A, GIMENO-SANTOS E, CATES CJ, et al. Pulmonary rehabilitation following exacerbations of chronic obstructive pulmonary disease[J]. Cochrane Database Syst Rev, 2016, 12(12): Cd005305.

[5] POUWELS S, WILLIGENDAEL E M, VAN SAMBEEK M R, et al. Beneficial Effects of Pre-operative Exercise Therapy in Patients with an Abdominal Aortic Aneurysm: A Systematic Review[J]. Eur J Vasc Endovasc Surg, 2015, 49(1): 66-76.

[6] O'DOHERTY A F, WEST M, JACK S, et al. Preoperative aerobic exercise training in elective intra-cavity surgery: a systematic review[J]. Br J Anaesth, 2013, 110: 679-689.

[7] LE ROY B, SELVY M, SLIM K. The concept of prehabilitation: What the surgeon needs to know?[J]. J Visc Surg, 2016, 153(2): 109-112.

[8] MORANO M T, ARAÚJO A S, NASCIMENTO F B, et al. Preoperative Pulmonary Rehabilitation Versus Chest Physical Therapy in Patients Undergoing Lung Cancer Resection: A Pilot Randomized Controlled Trial [J]. Arch Phys Med Rehabil, 2013, 94(1): 53-58.

[9] CAVILL S, MCKENZIE K, MUNRO A, et al. The

effect of prehabilitation on the range of motion and functional outcomes in patients following the total knee or hip arthroplasty: A pilot randomized trial[J]. Physiother Theory Prac, 2016, 32 (4): 262-270.

[10] SANTA MINA D, MATTHEW A G, HILTON W J, et al. Prehabilitation for men undergoing radical prostatectomy: a multi-centre, pilot randomized controlled trial[J]. BMC Surg, 2014, 13; 14: 89.

[11] GILLIS C, LI C, LEE L, et al. Prehabilitation versus rehabilitation: a randomized control trial in patients undergoing colorectal resection forcancer[J]. Anesthesiology, 2014, 121 (5): 937-947.

[12] CARLI F, SCHEEDE-BERGDAHL C. Prehabilitation to enhance perioperative care[J]. Anesthesiol Cli, 2015, 33 (1): 17-33.

[13] LEVETT D Z, GROCOTT M P. Cardiopulmonary exercise testing, prehabilitation, and Enhanced Recovery After Surgery (ERAS)[J]. Can J Anaesth, 2015, 62 (2): 131-142.

第三节　预康复的营养储备

一、营养治疗的意义

在预康复中改善营养状况的好处是双重。一方面，通过给予营养制品和 / 或药物，改善术前的营养状态，为术后分解代谢提供能量储备基础，加速术后康复；另一方面，营养支持可增加运动训练的受益。营养和运动相互作用的益处已在老年患者证实，在运动前 3h 摄入至少 140g 碳水化合物能增加肝糖原和肌糖原储备，并有益于运动的完成。在举重训练后立刻摄入 10g 蛋白质的老年人其肌纤维面积增大，动态肌肉力量增长了24%。

另一项最近的关于营养预康复的随机对照研究中，接受了结肠手术的患者未给予运动预康复，仅每日补充乳清蛋白（10～20g），共 4 周，在手术前超过 50% 的受试者功能步行能力增加了20m（通过 6MWT 评估）。

二、预康复营养方案

（一）营养方案的目的

营养预康复的目的不仅是补充营养缺失，更是为优化手术前的营养储备。同时在三联预康复中为使锻炼达到最佳的效果而提供基础的支持。如果患者在术前处于营养评估的中高危等级，更应该优先进行术前营养治疗。为了降低并发症，提高患者预后，营养干预需要从术前评估开始一直持续到手术后的一段时期。对于将经历分解应激的患者的来说，营养管理以提高功能储备为中心，蛋白质和氨基酸的摄入是最为重要的，特别强调愈合期的底物应用和能量需求。

（二）营养方案的实施

术前营养和免疫营养的建议是标准化的、明确的和有效的，所以预康复应该遵循这些建议。欧洲临床营养和代谢协会建议手术患者每日摄入蛋白质含量为 1.2 ～1.5g/kg（肥胖患者为理想体重）。蛋白质的摄入应占到能量消耗的 20%。因此对于存在营养不良风险的患者，推荐在术前给予包括口服营养补充（oral nutritional supplement,

ONS)在内的营养支持。

在一项新近的研究中，患者在进入预康复计划后，首先由专业的营养分析师对患者进行全面的营养评估，要求患者完整记录 3 天的饮食情况，包括 1 天周末和 2 天工作日的饮食，记录所有食物及饮料的数量（使用标准的杯子和勺子）及烹饪方法。营养学家分析这些记录，计算患者日常饮食的营养摄入量，随后进行严密的术前营养分析，根据患者的需求和记录的赤字，定量评估术前所需补充的营养物质（主要是乳清蛋白质）。其他一些关于营养的建议包括：戒除不良的营养习惯（如大量饮酒以及脂肪摄入过多等），改善疾病相关的症状（如腹泻、便秘等，纳差患者提高食物口味），必要时控制血糖，优化体质成分和适当进行饮食结构平衡调整。

（三）乳清蛋白

乳清蛋白作为一种优质蛋白质，因其含有各种人体必需氨基酸和生物活性成分，且具有高度的生物利用度，可被迅速消化，誉称为"蛋白之王"。适度补充乳清蛋白对机体健康、免疫调节、提高肌肉力量等具有重要作用。

乳清蛋白主要含有 β- 乳球蛋白，α- 乳白蛋白，牛血清白蛋白，乳铁蛋白，免疫球蛋白，乳过氧化物酶，糖巨肽，乳糖，矿物质等。乳清蛋白含较高浓度的支链氨基酸——亮氨酸、异亮氨酸和缬氨酸。这些氨基酸都是组织器官生长和修复的重要因子。与酪蛋白相比，乳清蛋白更易使蛋白质的合成增加。在一项研究中，给予参与者 6 周 1.2g / kg 乳清蛋白补充，可观察到明显的肌肉力量增加。另一项比较摄入乳清蛋白和必需氨基酸的研究中,随机指定 15 名老年被受者分别服用 15g 乳清蛋白、6.72g 必需氨基酸或 7.57g 非必需氨基酸,利用下肢静脉苯丙氨酸含量进行评价,结果显示摄入乳清蛋白提高骨骼肌肉蛋白的合成的效果远远优于摄入必需氨基酸或非必需氨基酸。因此,在预康复计划中,乳清蛋白可以与运动协同作用,更好地增加蛋白质的合成和肌肉耐力。建议患者每日补充乳清蛋白的时间为运动前 1h 内摄入,以更好地促进肌肉合成。但需注意,慢性肾脏疾病患者需谨慎选择补充乳清蛋白等优质蛋白质。

此外,乳清蛋白还有抗炎和免疫调节的性能,通过增加细胞内储备的谷胱甘肽(glutathione,GSH)发挥作用。机体内的 GSH 合成受可利用的半胱氨酸含量所限制,而乳清蛋白中富含半胱氨酸。作为一种细胞内抗氧化剂,还原型 GSH 最为有效,在氧化应激防御中扮演重要角色。GSH 可中和活性氧簇(reactive oxygen species,ROS),而 ROS 参与炎症急性期应答的细胞因子通路。摄入乳清蛋白,GSH 的水平随之升高,通过中和 ROS,可减轻手术应激和炎症反应进程。

(四) 免疫营养

精氨酸、鱼油、核苷酸的营养配方可以降低上消化道或下消化道大手术患者的感染率,减少并发症发生率,缩短住院时间。精氨酸和鱼油之间可能存在协同效应,因此应联合使用两种制剂。优化的时间从手术前 5～7 天开始,可一直持续到术后。目前还没有开展关于免疫营养和体力运动联合应用的预康复研究。

参 考 文 献

[1]　BENOIST S, BROUQUET A. Nutritional assessment and screening for malnutrition[J]. J Visc Surg, 2015, 152 Suppl 1: S3-S7.

[2]　GILLIS C, NGUYEEN T H, LIBERMAN AS, et al. Nutrition adequacy in enhanced recovery after surgery: a single academic center experience[J]. Nutr Clin Pract, 2015, 30(3): 414-419.

[3]　ORMSBEE M J, BACH C W, BAUR D A. Pre-exercise nutrition: the role of macronutrients, modified starches and supplements on metabolism and endurance performance[J]. Nutrients, 2014, 6(5): 1782-1808.

[4]　GILLIS C, LOISELLE S E, FIORE J F Jr, et al. Prehabilitation with whey protein supplementation on perioperative functional exercise capacity in patients undergoing colorectal resection for cancer: a pilot double-blinded randomized placebo-controlled trial[J]. J Acad Nutr Diet, 2016, 116(5): 802-812.

[5]　GOÉRÉ D, CUNHA A S. Parenteral and enteral nutritional support(excluding immunonutrition)[J]. J Visc Surg, 2015, 152(1): S8-S13.

[6]　LIU H, JIAO J, ZHU M, et al. Nutritional status according to the Short-Form Mini Nutritional Assessment (MNA-SF)and clinical characteristics as predictors of length of stay, mortality, and readmissions among older inpatients in China: A national study[J]. Front Nutr, 2022, 9: 815578.

[7]　BORLONI B, HUETTNER H, SCHUERHOLZ T. Preoperative Nutritional Conditioning: Why, When and

How[J]. Visc Med, 2019, 35（5）: 299-304.

[8] NOGUEIRA P L B, DOCK-NASCIMENTO D B, DE AGUILAR-NASCIMENTO J E. Extending the benefit of nutrition intervention beyond the operative setting[J]. Curr Opin Clin Nutr Metab Care, 2022, 25（6）: 388-392.

[9] CAMARGO L D R, DONEDA D, OLIVEIRA V R. Whey protein ingestion in elderly diet and the association with physical, performance and clinical outcomes[J]. Exp Gerontol, 2020, 137: 110936.

[10] DAVIES R W, CARSON B P, JAKEMAN PM. The Effect of Whey Protein Supplementation on the Temporal Recovery of Muscle Function Following Resistance Training: A Systematic Review and Meta-Analysis[J]. Nutrients, 2018, 10（2）: 221.

[11] HUEBNER J, MUECKE R. Arginine-supplemented enteral nutrition[J]. J Cancer Res Clin Oncol, 2014, 140（4）: 681-683.

[12] MUDARRA GARCÍA N, NARANJO PEÑA I, OLIVARES PIZARRO SP, et al. Pre-surgical nutrition support reduces the incidence of surgical wound complications in oncological patients[J]. Nutr Cancer, 2020, 72（5）: 801-807.

第四节 预康复的心理支持

一、患者心理与预后

合并各种疾病患者群其抑郁状态的发生率是健康人群的 4 倍。一项针对 5 429 例麻醉科门诊术前评估的调查发现,计划行外科手术的患者术前临床明显抑郁状态的发生率高达 29.7%。手术患者的心理抑郁多与主观症状(疼痛)、诊断(如肿瘤)、治疗(化疗和手术)、体力能力下降、睡眠障碍等相关。

　　一些研究显示焦虑和抑郁会影响手术的预后,包括延长住院时间,降低功能状态等。抑郁还与感染相关并发症和创口愈合不良有密切关系。一项行肩关节镜手术的研究中,术前焦虑状态的患者术后 6 周和 6 个月预后均较差,包括疼痛评分和 Oxford 肩关节评分。已证实对于腹腔镜手术的患者而言,术前针对减轻焦虑的心理干预辅导可能会加快伤口愈合。前列腺手术前的压力管理可以影响免疫系统功能。这些结果提示为减轻应激反应和增强预康复的效果,加入心理干预尤为重要。

二、心理评估方法

　　目前还没有标准化的心理检查方法。临床上常用的评估患者情感健康状态的量表为世界卫生组织五项身心健康指标(World Health Organization five-item well-being index,WHO-5)和 HADS 量表。WHO-5 是使用最广泛的评估主观心理幸福感的调查问卷,是兼具敏感性和特异性的抑郁症筛查工具,可应用于许多领域以评估临床研究的结果。该量表评分小于或等于 13 分定义为抑郁(表 8-2)。HADS 包括焦虑和抑郁两个亚量表,分别针对焦虑和抑郁各 7 题。焦虑和抑郁亚量表的分值从 0~21 分,以 8 分为界,8 分及以上为阳性结果。

健康调查量表 36（short form 36，SF-36）或健康调查量表 12（short form 12，SF-12）也可以一定程度反映出患者的心理健康情况。SF-12 量表是从 SF-36 量表中提取了 12 个条目衍生而成，两者均包括八个评价维度，能够得到生理总评分和心理总评分，其中心理总评分包括心理健康、活力、社会功能、情感职能四个维度。

表 8-2　世界卫生组织五项身心健康指标（WHO-5）

过去的 2 周内	一直	大部分时间	超过一半时间	少于一半时间	小部分时间	没有
1. 我感觉快乐，心情舒畅	5	4	3	2	1	0
2. 我感觉宁静和放松	5	4	3	2	1	0
3. 我感觉充满活力，精力充沛	5	4	3	2	1	0
4. 我睡醒时感到清新，得到足够休息	5	4	3	2	1	0
5. 我每天的生活充满了有趣的事情	5	4	3	2	1	0

三、预康复运动与心理

预康复方案中，运动与心理支持是相互作用、相互促进的。体力锻炼不仅可以改善心血管功能，增加患者的功能能力，也可以减轻心理抑郁。体育锻炼伴随着交感兴奋，血流量增加，耗氧量增加，可导致肾上腺素、去甲肾上腺素、5-HT 等兴奋性神经递质的变化，对中枢神经系统产生良好的刺激，使人心情舒畅，从中获得运动愉快感、满足感和自信心,利于术前焦虑抑郁情绪的改善。已有研究证实,体育锻炼是改善抑郁症症状的一种有效治疗方法。

另一方面,心理支持对于运动的作用也不容忽视。预康复心理干预的一个重要目的是鼓励并支持患者完成术前预康复的运动及营养计划。通过对患者预康复知识的宣教和普及,使患者能够认识到通过术前的自身努力,可能起到增强术后的功能状态和改善预后的作用,从而大大增强患者完成预康复计划的信心和动力。

四、心理支持与术前教育

心理支持的首要目的是消除焦虑。在一些预康复研究中,由专业的心理咨询师与患者进行60~90min 的心理交流,患者倾诉他们所关心焦虑的问题,并学会一些消除焦虑的技巧,如放松训练、冥想和呼吸训练。包括放松训练及呼吸训练的内容及音乐被刻录为光盘。患者在交流中先与心理咨询师一起学做;回家后对照光盘自行进行放松训练,每周 2~3 次。

另一项与预康复心理支持有关的内容是,告知患者所有的围手术期计划(包括术后康复计划)和相关知识。术前关于手术方式和麻醉过程的详细解答可以减轻的恐惧心理,减低焦虑情绪,可促进术后早下地、改善疼痛等,从而减少并发症,提高患者满意度,加快术后恢复,缩短住院时间。教育的方式多种多样,包括对手术操作内容进行解释的个体化的谈话辅导,以及多媒体相关宣教材料等。

（刘子嘉）

参 考 文 献

[1] SINGH S, DEVANNA S, EDAKKANAMBETH VARAYIL J, et al. Physical activity is associated with reduced risk of esophageal cancer, particularly esophageal adenocarcinoma: a systematic review and meta-analysis [J]. BMC Gastroenterol, 2014, 14: 101.

[2] DEKKER A P, SALAR O, KARUPPIAH S V, et al. Anxiety and depression predict poor outcomes in arthroscopic subacromial decompression [J]. J Shoulder Elbow Surg, 2016, 25 (6): 873-880.

[3] TOPP C W, ØSTERGAARD S D, SØNDERGAARD S, et al. The WHO-5 Well-Being Index: a systematic review of the literature [J]. Psychother Psychosom, 2015, 84 (3): 167-176.

[4] WAKEFIELD C E, BUTOW P N, AARONSON NA, et al. Patient-reported depression measures in cancer: a meta-review [J]. Lancet Psychiatry, 2015, 2 (7): 635-647.

[5] CARTER T, MORRES I D, MEADE O, et al. The Effect of Exercise on Depressive Symptoms in Adolescents: A Systematic Review and Meta-Analysis [J]. J Am Acad Child Adolesc Psychiatry, 2016, 55 (7): 580-590.

[6] TOU S, TOU W, MAH D, et al. Effect of preoperative two-dimensional animation information on perioperative anxiety and knowledge retention in patients undergoing bowel surgery: a randomized pilot study [J]. Colorectal Dis, 2013, 15 (5): e256-e265.

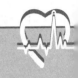

第九章

多学科综合诊疗在预康复中的作用

多学科综合诊疗（multi-disciplinary team，MDT）是指针对特定疾病，依托多学科团队，制订规范化、个体化、连续性的诊疗意见和综合治疗方案。MDT 的核心理念是"以患者为中心"，实现在多学科平台上为患者提供一个最安全、有效、及时、副作用最小、生活质量最佳的个体化治疗方案，同时整合医疗资源，促进医院相关专业的协同发展。权威人士预判，MDT 是"通向未来医学的必经阶段"。

一、多学科综合诊疗的必要性

1. 疾病的复杂性与 MDT　疾病常常涉及多学科的问题。对于一些复杂疾病，包括多种病因导致的疾病、病程反复的疾病及有多种合并症的患者，尤其是疑难重症病例，单纯依靠某一学科无法对疾病进行全面有效的认识与诊治。只有通过 MDT 模式，多学科共同参与，从不同的角度分析病因，才能更快明晰患者的病情，形成有效的个体化方案，为患者提供最佳的治疗，实现患者的快速康复。此外，现代医学的许多新兴成果大多来自于边缘学科的交叉领域，如日益兴盛的生物医学工程，只有相关学科通力合作、密切配合，才能持续推动诊疗水平的提高和医疗发展的不断创新。

2. MDT 的核心是"以患者为中心" 随着医疗设备的更新、医药技术的发展、医护人员专业理念的强化，当代临床医疗专业分工细化，亚专业迅速发展，但这反而使整体诊疗与服务理念弱化。基于手术诊疗的服务模块被显著分割，医师系统化体格检查与评估能力下降，不同专业医护人员和医患间沟通交流能力下降。造成了当今医院专业分科越来越细，专科理论与技术快速提升，但患者的诊治被分割细化的局面。一方面，重复检查、重复治疗明显，医疗费用增加；另一方面医疗疏漏增加，合并疾病处置不规范，手术和麻醉并发症防治不到位。诸多围手术期医疗管理规范、流程与法规制度，仍缺乏真正有效的团队整体医疗标准或整合措施。

另一方面，对就诊患者来说，随着对疾病认知的提高和对自身健康需求的提高，对医院的期望也随之提高。希望能够以更少的医疗费用，得到更佳的医疗体验和更优的医疗服务。多学科协作打破了专业和学科界限，把患者当作一个整体综合考察，实现准确诊断、科学施治、方案精准，避免过度诊疗和误诊误治，改善患者和家属的就医感受和体验，提高患者满意度。同时，MDT 不代表削弱亚专业的发展，反而它将利于各学科与亚专业的相互促进与共同发展，强化亚专业性质，更明显突出专业管理深度，有利于科室亚专业在 MDT 模式下形成新型的更为安全有效的管理运作模式。

3. 医学模式的改变与 MDT 传统医疗服务

模式已经发生转变,从生物医学到生物-心理-社会医学模式,再到当今的生态医学模式;从人性化医疗服务到整体化医疗再到健康服务。理念、模式与管理流程不断更新,因此对医院的医疗质量与安全管理提出了新的高度和标准。要满足民众不断提高的健康需求,需要建立更为精细和综合的管理模式,创建高质量的多学科协作团队。各学科共同协作才能适应医疗服务的新特点,对患者做出全面及时的诊断和治疗。

二、多学科综合诊疗的发展

MDT 在国际上已有了数十年的历史,20 世纪 90 年代美国提出"多学科综合治疗"的概念。肿瘤疾病往往伴有全身多脏器的功能障碍,更需要跨学科的共同参与,国际上肿瘤 MDT 治疗一直扮演着多学科协作先行者的角色。MDT 横向跨越肿瘤内科、肿瘤外科、放疗科和相关医技科室,有临床科室之间的合作,有临床与医技科室之间的合作,还有临床科室与基础研究之间的合作,即转化医学工程。1997 年国际结直肠癌工作组对结直肠癌患者推荐 MDT 诊疗模式。此后,MDT 模式逐渐在欧洲和北美国家得到推广和完善,在乳腺癌、直肠癌、卵巢癌和肺癌等疾病中开展 MDT,提高诊疗效率的同时很好地改善了患者的生存质量。根据美国国家综合癌症网络(National Comprehensive Cancer Network,NCCN)发布的肿瘤治疗指南,大多数指南中都将 MDT 模式列为肿瘤治疗的首选模式,建议所有确诊肿瘤的患者在接受治疗前均经过相关 MDT 会诊。

2012 年 5 月,美国麻醉医师协会专家委员会提出了围手术期外科之家（perioperative surgical home，PSH）的新理念，是 MDT 诊疗的延伸。该理念的主要内容是以患者为中心，在整个围手术期内，共同决策，多学科合作，为手术患者提供无缝式连续性的医疗服务。PSH 是一个团队医疗管理模式，需要协商确定符合个体健康维护且具有连贯性的手术诊疗方案，融合麻醉、手术、护理、社区全科及诸多相关专业的诊疗管理于一身，多学科合作优化，规范围手术期诊疗措施，拓展诊疗空间。不但需要选择适宜患者诊疗与康复的技术，而且需要"平衡"相关专业的经济利益，降低医疗费用。整体诊疗方案的主导依赖多学科的合作，灵活的沟通技巧与协调技能。PSH 团队医疗将围手术期诊疗拓展到社区，明确了医师 - 护士 - 患者是围手术期医疗团队的中坚力量；社区医护人员是规范的术前评估与术前准备和术后中远期康复的基础，是实现手术患者疾病诊疗与健康维护连续性的关键。

三、多学科综合诊疗开展实例

北京协和医院是国家卫生健康委员会指定的全国疑难重症诊治指导中心。赵玉沛院士曾说，"多科协作发挥综合优势"是北京协和医院最突出的特色。北京协和医院胰腺疾病疑难病会诊中心于 2010 年 5 月 11 日正式挂牌成立，汇集全院各个与胰腺外科专业相关的顶级专家，一直坚持非常规范的 MDT，为患者进行一站式的会诊。会诊中心集中了胰腺外科、消化内科、肿瘤内科、内分泌科、病理科、麻醉科、放射科、放疗科、核医学科、超声科共 10 个科室的 20 多位国内顶尖专家，采用科主任领衔方式，提高疾病诊断的及时性和准确率，减少患者往返于多科就诊现象，为每一位疑难病患者寻求最佳诊治方案。

成熟的肾上腺疾病多学科诊治流程，是北京协和医院践行 MDT 理念的又一典范，内分泌科、泌尿外科、基本外科（甲状腺、胰腺专业）、神经外科、麻醉科、ICU、病理科、检验科、核医学科、放射科，都参与其中，得到同步发展。内分泌科主要进行术前药物准备与评估、制订围手术期的检查以及术后的激素维持调控处理方案；泌尿外科组织多科会诊、分析讨论病例、科学实施手术；麻醉科术前评估、术中为患者的安全保驾护航；ICU为患者术后平稳过渡提供有力支持；基本外科参与多发性神经内分泌肿瘤与巨大副神经节瘤的手术诊治；神经外科主要参与由垂体肿瘤导致的库欣病的诊治；检验科、核医学科、放射科和病理科都为肿瘤顺利地定位、定性及确诊提供了强大支持。肾上腺疾病诊治的 MDT 模式为全国很多疑难病患者提供了准确诊断和最佳治疗方案。

四、预康复的发展离不开多学科综合诊疗

MDT 模式起源于对患者的多学科会诊，随着大量成功经验的积累，这种医疗模式不仅逐渐被大家接纳和重视，同时在现代医院管理理念下，它的内涵也在不断充实和完善。MDT 模式已不只局限于对患者进行多学科会诊，已经成为一套宏观的医学诊治和管理模式，是对患者整个医疗过程的全程指导，包括临床诊治、围手术期医学、中远期健康等内容。

ERAS 围手术期管理新理念就是 MDT 内涵

的延伸。MDT 与 ERAS 之间存在许多共通之处。首先二者的目的一致，即以患者为中心，改善患者的预后，提高患者的满意度。其次，在实施过程中，二者都强调临床多学科合作、循证医学的证据以及最新的转化医学成果的应用。可以说，MDT 是实施 ERAS 的必备条件，离开 MDT 的医疗模式，ERAS 围手术期理念将无法开展。

日益兴起的术前预康复管理同样需要以MDT 为基础。以外科医师和麻醉科医师为预康复主导，确定围手术期诊治计划及优化方案；康复医学科医师及专业人体运动学专家对患者进行基础运动能力和心肺功能评估，制定个体化的术前运动计划；营养学专家评估患者的基础营养情况、测定体脂含量、制定营养计划及蛋白补充方案；心理医学科医师则评估患者的心理情况、给予患者充分倾听并提出改善心理状态的疏导建议。此外，还需要检验科、放射科、超声科、核医学科等相关辅助科室及随访医护人员的支持。

虽然在预康复策略中各个专科的分工明确，但这些诊疗过程并非独立的，而是彼此之间相互影响。比如应用乳清蛋白进一步促进运动增强体力活动的作用，最好在运动前 1h 进行补充；运动有利于改善患者的心理状态；而心理状态的调整，使患者树立预康复的信心，可更好地遵从运动及饮食计划的医嘱等等。因此，在患者确定手术治疗之初，制定预康复计划开始，外科医师、麻醉科医师、营养科医师、康复医学科医师及心理医学科医师就应该形成一个固定的团队，共同制订患者个体化的预康复方案。同时，对患者定期进行随访，预康复团队共同商讨，解决实践中的问题,对方案作出调整,保证患者在术前等待期得到最佳的预康复优化策略,有利于术后的快速康复和尽快恢复到正常的生活中。

总之,多学科综合治疗已成为临床医学的新模式和发展方向,国内外越来越多的医院倡导MDT 理念,重视 MDT 建设,提出多学科联合和一站式服务。ERAS 以 MDT 为基础,二者的共同目的是以患者为中心,提高患者预后。MDT 是ERAS 围手术期管理和预康复策略实施的必要条件;ERAS 及预康复将 MDT 推向更广泛的医学领域,形成临床意义更为丰富的管理模式。

（刘子嘉　黄宇光）

参 考 文 献

[1] PILLAY B, WOOTTEN A C, CROWE H, et al. The impact of multidisciplinary team meetings on patient assessment, management and outcomes in oncology settings: A systematic review of the literature[J]. Cancer Treat Rev, 2016, 42: 56-72.

[2] PRIELIPP R C, COHEN N H. The future of anesthesiology: implications of the changing healthcare environment[J]. Curr Opin Anaesthesiol, 2016, 29(2): 198-205.

[3] VETTER T R, BOUDREAUX A M, JONES K A, et al. The perioperative surgical home: how anesthesiology can collaboratively achieve and leverage the triple aim in health care[J]. Anesth Analg, 2014, 118(5): 1131-1136.

[4] FRIEDMAN E L, CHAWLA N, MORRIS P T, et al. Assessing the development of multidisciplinary care:

experience of the national cancer institute community cancer centers program[J]. J Oncol Pract, 2015, 11 (1): e36-43.

[5] Kain Z N, Vakharia S, Garson L, et al. The Perioperative Surgical Home as a future perioperative practice model[J]. Anesth Analg, 2014, 118: 1126-1130.

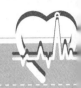

79